# 护理学基础实训教程

| 主　审 | 施龙华 | 石龙富 | 何江平 | 杨潇二 |
|---|---|---|---|---|
| 主　编 | 茶国萍 | 王照朋 | 郝红丽 | |
| 副主编 | 包旭亚 | 马雪琴 | 赵　尹 | 王　迅 |
| 编　者 | 李谋飞 | 李　波 | 孙雪莲 | 田　甜　宋雯颖 |
| | 叶肪宏 | 杨建英 | 张素琴 | 赵慧娟 |

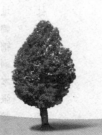

东南大学出版社

SOUTHEAST UNIVERSITY PRESS

·南京·

**图书在版编目(CIP)数据**

护理学基础实训教程 / 茶国萍,王照朋,郝红丽主
编. — 南京 : 东南大学出版社,2016.12(2019.2重印)
ISBN 978-7-5641-6935-0

Ⅰ. ①护… Ⅱ. ①茶…②王…③郝… Ⅲ. ①护理学-
教材 Ⅳ. ①R47

中国版本图书馆 CIP 数据核字(2016)第 316732 号

**护理学基础实训教程**

| | |
|---|---|
| 出版发行 | 东南大学出版社 |
| 出 版 人 | 江建中 |
| 社　　址 | 南京市四牌楼 2 号 |
| 邮　　编 | 210096 |
| 经　　销 | 江苏省新华书店 |
| 印　　刷 | 大丰市科星印刷有限责任公司 |
| 开　　本 | 787mm×1092mm　1/16 |
| 印　　张 | 8.75 |
| 字　　数 | 220 千字 |
| 版 印 次 | 2016 年 12 月第 1 版　2019 年 2 月第 2 次印刷 |
| 书　　号 | ISBN 978-7-5641-6935-0 |
| 定　　价 | 25.00 元 |

* 本社图书若有印装质量问题,请直接与营销部联系,电话:025-83791830。

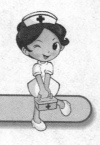

# 护理学基础实训教程

# 前言

　　护理学基础是护理专业一门重要的主干课程,通过本课程的学习使学生系统全面掌握护理学基本理论、基本知识和基本技能。为了能够更好地培养护理专业学生动手能力,更好地让学生适应临床护理岗位需求,贴近护理岗位实际,我们编写了护理学基础实训教程。

　　护理学基础实训教程的编写,旨在"实用",重在技能实训。本教材根据护理专业学生必须达到的专业素质标准,在项目选择上注重选择临床护理常用的技能操作,在内容编写上结合国家级、省级护理技能比赛操作规程,注重临床护理实际,包括操作目的、工作情景与任务、评估、计划、实施、注意事项及评分标准。通过护理学基础实训实现熟练技能、适应临床护理岗位需求的目标。

　　本书适用于高职高专护理、助产专业学生,也适用于临床护士。编写此书过程中,全体编者均以高度认真负责的态度参与了编写工作,在此一并致谢。由于时间和水平所限,书中难免存在错误和疏漏之处,恭请护理同仁批评指正,恳请各校师生在使用过程中提出宝贵意见和建议。

　　　　　　　　　　　　　　　　　　　　　　　　　　茶国萍

　　　　　　　　　　　　　　　　　　　　　　　　　　2016 年 12 月

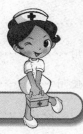

# 护理学基础实训教程

## 目 录

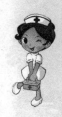

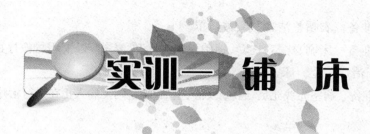

# 实训一 铺 床

## 第一节 铺备用床法

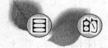

保持病室整洁、舒适和美观,准备迎接新病人。

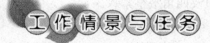

**导入情景:**

王先生,40 岁,因检查出糖尿病入院,护士需提前准备好备用床。

**工作任务:**

1. 护士要提前准备好备用床。

2. 熟练掌握铺备用床的注意事项。

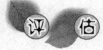

1. 出院病人已离开,床单位已终末处理。

2. 检查床单元是否完整,有无损坏、松动。

3. 床上用品是否齐全、清洁。

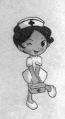

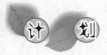

1. 护士准备　衣帽整洁、洗手、戴口罩。

2. 用物准备　床刷、枕芯、枕套、棉胎、被套、大单、床褥,以上用物按序由下而上正确折叠后放置于治疗车上。床、床垫。

3. 环境准备　病室光线充足,通风,安静,整洁,病室内无病人正在进行治疗或者进食。

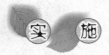

1. 准备　推治疗车至床旁,移开床旁桌离床头 20 cm,移开床旁椅至床尾正中,离床尾 15 cm。翻转床垫,用床刷清扫床垫。将床褥平整地铺在床垫上,将其余用物放在床旁椅上。

2. 铺大单　将大单放在床正中处,大单纵、横中线与床的纵、横中线对齐,先床头后床尾展开床单。先铺床头,用右手托起床垫,左手伸过床头中线,将大单平整地塞入床垫下,再离床头 30 cm 处,向上提起大单边缘,使大单边缘呈等边三角形,以床沿为界,将上面的三角先放于床面上,先把下半三角塞于床垫下,再将上半三角翻下,塞于床垫下。再用同样方法铺同侧床尾,将中部拉紧塞于床垫下。转至对侧,用同样方法铺对侧床单。在铺对侧床尾第四个角时注意双手拉紧大单,保证床单及四角平整紧致。

3. 套被套

(1) "S"式:将被套纵中线与床纵中线对齐,被套正面向外平铺于床上,开口端向床尾。将开口端的上层打开至 1/3 处,将折叠成"S"形的棉胎放于被套开口处,把棉胎向床头拉至被套封口处,将棉胎向两边展开,与被套边平齐。被盖上缘与床头平齐,至床尾逐层拉平被套及棉胎,系带。

(2) 卷筒式:被套反面在外平铺于床上,与床头对齐,分开向床尾,中线与床中线对齐。将棉胎平铺在被套上,上缘与被套封口平齐。将棉胎和被套床头两角向上折,再一并由床头卷至床尾,将盖被向床头翻卷,于床尾处拉平系带。

4. 套枕套　拍松枕芯,套上枕套系带,开口背门,横放于床头盖被上。

5. 整理　移回床旁桌、椅,确认床单位整洁后离开病室,洗手。

注意事项

1. 病员进餐或做治疗时暂停铺床。

2. 操作中应用节力的原理。

(1) 铺床前应将用物备齐,按使用顺序放置。

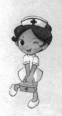

（2）铺床时，身体应靠近床边，上身保持直立，两腿前后或左右分开稍屈膝，有助于扩大支持面，增加身体稳定性，既省力，又能适应不同方向操作，减少走动。

（3）手臂的动作要协调，尽量用连续动作，避免过多的抬起、放下、停止等动作，以减少体力消耗，缩短铺床时间。

3. 铺床顺序从床头到床尾，最后中部。操作时动作轻稳，避免抖动拍打，避免尘埃飞扬。

铺备用床评分标准

| 项目 | 内容 | 技术操作要求 | 分值 | 扣分原因 | 得分 |
|---|---|---|---|---|---|
| 素质要求3分 | 素质内容 | ·报告参赛号码和比赛项目<br>·语言流畅，态度和蔼，面带微笑<br>·仪表端庄，服装整洁 | 1<br>1<br>1 | | |
| 评估5分 | 查对解释 | ·无病人进行治疗或进餐<br>·病床完好无破损，安全舒适<br>·环境清洁通风，适宜操作 | 2<br>2<br>1 | | |
| 操作前准备6分 | 用物准备 | ·护士：六步洗手，戴口罩<br>·准备用物：床、床垫，护理车上由下而上正确折叠后放置枕芯、枕套、棉胎、被套、大单、床褥。床刷 | 1<br>5 | | |
| 操作流程74分 | 铺备用床 | ·推治疗车至床旁，向同室病人及家属说明目的，作好解释<br>·移床旁桌离床约20 cm，移椅至床尾正中处，距床约15 cm，用物按序放于椅上<br>·翻转床垫，清扫。用物放在床旁椅上<br>·将大单横、纵中线对齐床横、纵中线，将大单分别向床头、床尾散开，再将大单向护士近侧、远侧散开<br>·铺床头，一只手将床头的床垫托起，另一只手伸过床中线将大单塞于床垫下<br>·做角，右手在距床头约30 cm，将大单边缘向上提起，呈一等边三角形；以床沿为界，将三角形分为两半，下半三角形平整地塞于床垫下，再将上半三角形翻下，塞于床垫下<br>·移至床尾，同法铺床尾<br>·两手将大单中部边缘拉紧，平整塞入床垫下<br>·转至对侧同法铺对侧床头、床尾及床中部<br>·套被套（"S"式）：<br>1）被套正面向上，被头齐床头铺于床上，开口端上层打开至1/3处<br>2）将"S"形折叠的棉胎放入开口处，拉棉胎上缘至被套封口端，对好两上角，展开棉胎，平铺于被套内，至床尾逐层拉平盖被，系带<br>·平齐床头两边向内折，齐床边缘，被尾向下内折<br>·拍松枕芯，枕套套于枕芯、四角充实、平整。系带<br>·枕头开口背门，横立于床头<br>·移床旁桌、床尾椅回原位 | 3<br>5<br>3<br>4<br>2<br>6<br>6<br>2<br>14<br>5<br>12<br>3<br>4<br>3<br>2 | | |

| 项目 | 内容 | 技术操作要求 | 分值 | 扣分原因 | 得分 |
|---|---|---|---|---|---|
| 操作后处理 5分 | 整理用物 | ·按规定处理用物(在治疗车上处置合理即可)<br>·六步洗手,脱口罩(口述) | 2<br>3 | | |
| 综合评价 7分 | 整体素质 | ·动作轻巧,准确。符合节力原则<br>·操作规范,熟练,没有表演痕迹<br>·床铺平整、紧实、舒适、美观 | 2<br>2<br>3 | | |
| 操作用时 | | 7分钟 | | | |

# 第二节 铺暂空床法

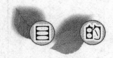

保持病室整洁,供新入院病人或暂离床活动的病员使用。

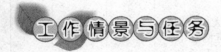

**导入情景:**

刘先生,35岁,因急性阑尾炎入院,术后2天离床活动。护士需在病人外出时准备好暂空床。

**工作任务:**

1. 护士要在病人离开时准备好暂空床。

2. 熟练掌握铺暂空床的注意事项。

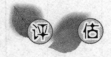

1. 根据病情需要,准备用物,必要时准备橡胶单、中单。

2. 病人病情及伤口情况,病情是否许可暂时离床。

3. 床上用品是否齐全、清洁,病室环境是否适宜铺床。

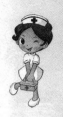

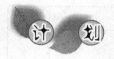

1. 护士准备　衣帽整洁、洗手、戴口罩。
2. 用物准备　床刷、枕芯、枕套、棉胎、被套、大单、床褥,以上用物按序由下而上正确折叠后放置于治疗车上。床、床垫。必要时准备橡胶单、中单。
3. 环境准备　病室光线充足,通风,安静、整洁,病室内无病人正在进行治疗或者进食。

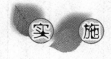

1. 准备　推治疗车至床旁,移开床旁桌离床头 20 cm,移开床旁椅至床尾正中,离床尾 15 cm。用物放在床旁椅上。
2. 床单、被套铺法同备用床。将备用床的盖被头端向内折 1/4,再扇形三折于床尾,并使各层平齐。
3. 酌情铺单　根据病情需要铺橡胶单和中单(或一次性医用垫单):将橡胶单(一次性治疗巾)放于床上,上缘距床头 45~50 cm,中线与床中线平齐并展开,用同样方法将中单铺在橡胶单上,两单边缘下垂部分一起拉紧平整地塞入床垫下。转至对侧,用同样方法拉紧橡胶单和中单铺平塞于床垫下。
4. 整理　枕头放回床头,移回床旁桌、椅。洗手。

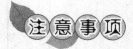

1. 同暂空床各项注意事项。
2. 橡胶中单及中单按病人需要放置。
3. 暂空床应便于病人离床活动。

**铺暂空床评分标准**

| 项目 | 内容 | 技术操作要求 | 分值 | 扣分原因 | 得分 |
|---|---|---|---|---|---|
| 素质要求<br>3分 | 素质内容 | ·报告参赛号码和比赛项目<br>·语言流畅,态度和蔼,面带微笑<br>·仪表端庄,服装整洁 | 1<br>1<br>1 | | |
| 评估<br>5分 | 查对解释 | ·无病人进行治疗或进餐<br>·病床完好无破损,安全舒适<br>·环境清洁通风,适宜操作 | 2<br>2<br>1 | | |

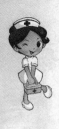

护理学基础实训教程

| 项目 | 内容 | 技术操作要求 | 分值 | 扣分原因 | 得分 |
|---|---|---|---|---|---|
| 操作前准备 6分 | 用物准备 | ·护士:六步洗手,戴口罩<br>·准备用物:床、床垫,护理车上由下而上正确折叠后放置枕芯、枕套、棉胎、被套、大单、床褥。床刷。必要时准备橡胶单、中单 | 1<br>5 | | |
| 操作流程 74分 | 铺暂空床 | ·推治疗车至床旁,向病人及家属说明目的,作好解释 | 3 | | |
| | | ·移床旁桌离床约20 cm,移椅至床尾正中处,距床约15 cm,用物按序放于椅上 | 5 | | |
| | | ·翻转床垫,清扫。用物放在床旁椅上 | 3 | | |
| | | ·将大单横、纵中线对齐床横、纵中线,将大单分别向床头、床尾散开,再将大单向护士近侧、远侧散开 | 4 | | |
| | | ·铺床头,一只手将床头的床垫托起,另一只手伸过床中线将大单塞于床垫下 | 2 | | |
| | | ·做角,右手在距床头约30 cm,将大单边缘向上提起,呈一等边三角形;以床沿为界,将三角形分为两半,下半三角形平整地塞于床垫下,再将上半三角形翻下,塞于床垫下 | 6 | | |
| | | ·移至床尾,同法铺床尾 | 6 | | |
| | | ·两手将大单中部边缘拉紧,平整塞入床垫下 | 2 | | |
| | | ·转至对侧同法铺对侧床头、床尾及床中部(如病人病情需要,按需要铺橡胶单、中单) | 14 | | |
| | | ·套被套("S"式):<br>1)被套正面向上,被头齐床头铺于床上,开口端上层打开至1/3处 | 4 | | |
| | | 2)将"S"形折叠的棉胎放入开口处,拉棉胎上缘至被套封口端,对好两上角,展开棉胎,平铺于被套内,至床尾逐层拉平盖被,系带 | 12 | | |
| | | ·平齐床头两边向内折,齐床边缘,被尾向下内折。将铺好的盖被三折于床尾,各中线对齐 | 4 | | |
| | | ·拍松枕芯,枕套套于枕芯、四角充实、平整。系带 | 4 | | |
| | | ·枕头开口背门,放于床头 | 3 | | |
| | | ·移床旁桌、床尾椅回原位 | 2 | | |
| 操作后处理 5分 | 整理用物 | ·按规定处理用物(在治疗车上处置合理即可) | 2 | | |
| | | ·六步洗手,脱口罩(口述) | 3 | | |
| 综合评价 7分 | 整体素质 | ·动作轻巧,准确。符合节力原则 | 2 | | |
| | | ·操作规范、熟练、没有表演痕迹 | 2 | | |
| | | ·床铺平整、紧实、舒适、美观 | 3 | | |
| 操作用时 | | 7分钟 | | | |

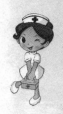

# 第三节　铺麻醉床法

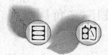

1. 便于接收和护理麻醉手术后的病员。
2. 使病员安全、舒适及预防并发症。
3. 保护被褥不被血液、排泄物或呕吐物污染，便于更换。

**导入情景：**

刘先生，35 岁，因"转移性右下腹疼痛 10 小时"而入院，经相关检查，血常规：白细胞计数 $11.2×10^9$/L，红细胞 $5.30×10^{12}$/L，中性粒细胞 67.4％，其余正常。诊断为：急性阑尾炎。行手术。护士需在病人手术期间准备好麻醉床，便于接收和护理麻醉手术后的病人。

**工作任务：**

1. 护士要在病人手术时准备好麻醉床。
2. 熟练掌握铺麻醉床的注意事项。

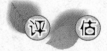

1. 根据病情需要，准备用物。
2. 病人病情、手术部位和麻醉方式。
3. 术后治疗和护理等需要的物品。
4. 床上用品是否齐全、清洁，病室环境是否适宜铺床。

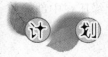

1. 护士准备　衣帽整洁、洗手、戴口罩。
2. 用物准备

7

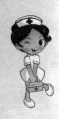 

（1）床上用物：床刷、枕芯、枕套、棉胎、被套、橡胶单和中单各两条、大单、床褥，以上用物按序由下而上正确折叠后放置于治疗车上。床、床垫。

（2）麻醉护理盘：无菌巾内放置治疗碗、开口器、舌钳、牙垫、吸痰导管、氧气导管、压舌板、镊子、纱布，无菌巾外另备手电筒、血压计、听诊器、治疗巾、弯盘、胶布、棉签、护理记录单、笔。

（3）其他：备输液架、必要时备吸引器、给氧装置、吸痰装置、胃肠减压器、负压吸引器、输液泵、注射泵等。

3. 环境准备　病室光线充足，通风，安静、整洁，病室内无病人正在进行治疗或者进食。

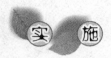

1. 准备　推治疗车至床旁，移开床旁桌离床头 20 cm，移开床旁椅至床尾正中，离床尾 15 cm。用物放在床旁椅上。

2. 床单铺法同备用床　先铺近侧大单→铺橡胶单和中单：将橡胶单放于床上，上缘距床头 45～50 cm，中线与床中线平齐并展开，用同样方法将中单铺在橡胶单上→两单边缘下垂部分一起拉紧平整地塞入床垫下→转至对侧，用同样方法铺大单、橡胶单和中单，床头橡胶单和中单。

3. 被套铺法同备用床　将盖被纵向折三折于一侧床边，开口处向门。

4. 套枕套同备用床　开口背门，横立于床头。

5. 整理　移回床旁桌、椅放于折叠被同侧床尾；置麻醉护理盘于床头桌上，输液架置于床尾，其他物品按需放于妥善处；整理用物和环境；洗手。

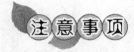

1. 同暂空床各项注意事项。

2. 橡胶中单及中单按病人需要放置。

（1）腹部手术铺于床中部。

（2）颈、胸部手术者，可将第二块橡胶单、中单铺于床头，上缘齐床头，下缘压在中部橡胶单和中单的上面。

（3）下肢手术者，可将第二块橡胶单、中单铺于床尾，下缘齐床尾，上缘压在中部橡胶单和中单的上面。

（4）非全麻手术病人，只需铺于手术部位。

3. 注意中单要遮盖橡胶单，避免橡胶单与病人皮肤接触，导致病人的不适。

4. 铺床时要换上清洁被单，保证术后病人舒适并预防感染。

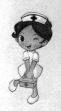

铺麻醉床评分标准

| 项目 | 内容 | 技术操作要求 | 分值 | 扣分原因 | 得分 |
|---|---|---|---|---|---|
| 素质要求 3分 | 素质内容 | ·报告参赛号码和比赛项目<br>·语言流畅,态度和蔼,面带微笑<br>·仪表端庄,服装整洁 | 1<br>1<br>1 | | |
| 评估 5分 | 查对解释 | ·无病人进行治疗或进餐<br>·病床完好无破损,安全舒适<br>·环境清洁通风,适宜操作 | 2<br>2<br>1 | | |
| 操作前准备 6分 | 用物准备 | ·护士:六步洗手,戴口罩<br>·准备用物:床、床垫,护理车上由下而上正确折叠后放置枕芯、枕套、棉胎、被套、橡胶单、中单、大单、床褥。床刷 | 1<br>5 | | |
| 操作流程 74分 | 铺麻醉床 | ·推治疗车至床旁,向病人及家属说明目的,作好解释<br>·移床旁桌离床约20 cm,移椅至床尾正中处,距床约15 cm,用物按序放于椅上<br>·翻转床垫,清扫。用物放在床旁椅上<br>·将大单横、纵中线对齐床横、纵中线,将大单分别向床头、床尾散开,再将大单向护士近侧、远侧散开<br>·铺床头,一只手将床头的床垫托起,另一只手伸过床中线将大单塞于床垫下<br>·做角,右手在距床头约30 cm,将大单边缘向上提起,呈一等边三角形;以床沿为界,将三角形分为两半,下半三角形平整地塞于床垫下,再将上半三角形翻下,塞于床垫下<br>·移至床尾,同法铺床尾<br>·两手将大单中部边缘拉紧,平整塞入床垫下。按病情需要,铺橡胶单、中单<br>·转至对侧同法铺对侧大单、橡胶单、中单<br>·套被套("S"式):<br>1) 被套正面向上,被头齐床头铺于床上,开口端上层打开至1/3处<br>2) 将"S"形折叠的棉胎放入开口处,拉棉胎上缘至被套封口端,对好两上角,展开棉胎,平铺于被套内,至床尾逐层拉平盖被,系带<br>·平齐床头两边向内折,齐床边缘,被尾向下内折。将铺好的盖被纵向折三折于一侧床边,开口处向门<br>·拍松枕芯,枕套套于枕芯、四角充实、平整。系带<br>·枕头开口背门,横立于床头<br>·移床旁桌、椅放于折叠被同侧床尾<br>·口述:麻醉护理盘置于床旁桌上 | 3<br>5<br><br>3<br>4<br><br>2<br><br>6<br><br><br><br>6<br>2<br><br>14<br><br>4<br><br>12<br><br><br>3<br><br><br>4<br>3<br>2<br>1 | | |
| 操作后处理 5分 | 整理用物 | ·按规定处理用物(在治疗车上处置合理即可)<br>·六步洗手,脱口罩(口述) | 2<br>3 | | |
| 综合评价 7分 | 整体素质 | ·动作轻巧,准确。符合节力原则<br>·操作规范,熟练,没有表演痕迹<br>·床铺平整、紧实、舒适、美观 | 2<br>2<br>3 | | |
| 操作用时 | | <div align="center">7分钟</div> | | | |

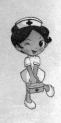

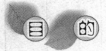

# 实训二 运送病人法

## 第一节 轮椅运送法

### 目 的

1. 护送不能行走但能坐起的病人入院、出院、检查、治疗以及室外活动。
2. 帮助病人下床活动,促进血液循环和体力恢复。

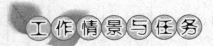

**导入情景:**

吴女士,自述今晨陪女儿玩耍时不小心跌倒,小腿疼痛,不能行走,现护士需运送病人做CT检查。

**工作任务:**

1. 正确地运送病人。
2. 熟练掌握护送病人的技术。
3. 护送过程中病人的安全、舒适。

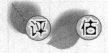

1. **病人的一般情况** 年龄、体重、病情、病变部位与躯体活动能力。
2. **病人的认知反应** 对轮椅运送技术的认识、心理状态、理解合作程度。

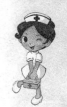

3. 轮椅各部件的性能是否良好。

4. 季节和室外温度。

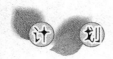

1. 护士准备　衣帽整洁、洗手、戴口罩,熟悉轮椅运送的操作方法,向病人解释轮椅运送中的注意事项。

2. 病人准备　病人了解轮椅运送的方法和目的,并愿意配合。

3. 用物准备　轮椅,根据季节准备毛毯、别针,需要时备软枕。

4. 环境准备　环境宽敞,无障碍物,地面防滑。

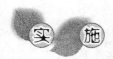

1. 坐轮椅　检查轮椅性能,推轮椅至病人床旁,核对、解释(目的、方法与配合事项)→使轮椅靠背与床尾平齐,面向床头,翻起脚踏板,制动车闸→天冷需用毛毯保暖时,将毛毯铺于轮椅上,毛毯上端高过病人颈部 15 cm→扶病人坐起,协助其坐于床缘,嘱病人以手掌撑在床面,协助病人穿衣及鞋袜→患者能自行下床(护士站在轮椅背后,固定轮椅,嘱病人扶着轮椅扶手,身体置于椅座中部向后靠坐稳);患者不能自行下床(护士面对病人双脚分开站立,嘱病人双手环抱护士颈部,护士双手抱病人腰部,协助病人下床),告知病人扶住轮椅扶手,转身坐入轮椅/或由护士环抱病人,协助其坐入轮椅中→翻下脚踏板,病人双脚置于脚踏板上→嘱病人双手放于轮椅扶手,尽量向后靠坐稳,抬头,不可前倾、自行站起或下轮椅,将毛毯上端的边缘翻折约 10 cm,围在病人颈部,用别针固定,并用毛毯围裹两臂做成两个袖筒,各用一个别针固定于腕部,再用毛毯将身体和下肢包裹好→整理床单位,铺暂空床→推病人至目的地,密切观察病人。

2. 下轮椅　轮椅推至床尾,面向床头,制动车闸,翻起脚踏板,松解毛毯→护士立于病人面前,两脚前后分开,屈膝屈髋,两手置于病人腰部,病人双手放于护士肩上。协助病人站立,慢慢坐回床沿;协助病人脱去鞋子和外衣→协助病人取舒适卧位,盖好盖被→整理床单位,观察病情,推轮椅回原处放置,需要时做记录。

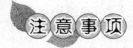

1. 经常检查轮椅性能,保持完好,备用。

2. 寒冷季节注意病人保暖。

3. 推轮椅时速度要慢,并随时观察病情,以免病人感觉不适和发生意外,确保病人安全。

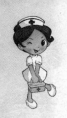
# 第二节　平车运送法

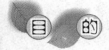

运送不能起床病人的入院、出院、检查、治疗、手术或转运。

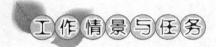

**导入情景：**

病人,女性,35岁,因颅脑外伤急诊入院,烦躁不安,现需护士运送病人去拍CT。

**工作任务：**

1. 正确运送病人。

2. 熟练掌握护送病人的技术。

3. 护送过程中病人的安全、舒适。

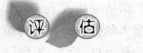

1. 病人的一般情况　年龄、体重、病情与躯体活动能力及病人的病变部位。

2. 病人的认知反应　对平车运送技术的认识、心理状态、合作程度。

3. 平车性能是否良好。

4. 季节和室外温度。

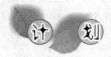

1. 护士准备　衣帽整洁、洗手、戴口罩；根据病人情况决定搬运人数,熟悉搬运和平车运送的操作。

2. 病人准备　清醒病人要告知其平车运送的目的、方法及注意事项,取得病人的配合。

3. 用物准备　平车(上置大单和橡胶单包好的垫子及枕头),毛毯或棉被,必要时备木板或帆布中单等。

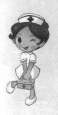

4. 环境准备　环境宽敞,无障碍物,地面防滑。

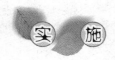

1. 核对解释　核对床号、姓名、解释目的、过程及注意事项。
2. 安置导管　妥善安置病人身上的各种导管及输液装置。
3. 搬运病人

(1) 挪动法:适用于病情允许,且能配合者。

移开床旁桌椅,松开盖被,协助病人穿衣并助其移至床边→将平车与病床纵向紧靠,大轮端靠床头,制动车闸→离床上车(协助病人依次移动上半身、臀部、下肢于平车上,病人头部卧于大轮端,用盖被包裹病人,依病情安置舒适卧位);离车回床(自平车移回床上时,先助其移动下肢,再移动上半身)。

(2) 一人搬运法:适用于病情允许,患儿或者体重较轻者。

移开床旁桌椅,推平车至床尾,使平车头端(大轮端)与床尾成钝角,制动车闸→松开盖被,协助病人穿衣并助其移至床边→搬运者一臂自病人腋下伸至肩部外侧,另一臂伸入病人大腿下;嘱病人双臂交叉依附于搬运者颈后并用力双手握住;搬运者抱起病人移步转向平车,先将病人臀部轻放于平车中央,再放脚及上身。

(3) 二人搬运法:适用于病情较轻,但自己不能活动而体重又较重者。

移开床旁桌椅,松开盖被,协助病人穿衣并助其移至床边→推平车至床尾,使平车头端与床尾成钝角,制动车闸→搬运者甲、乙站在床的同侧,将病人双手置于胸腹部→搬运者甲一手臂托住病人头、颈、肩部,另一手臂托住腰部;乙一手臂托住病人臀部,另一手臂托住腘窝处,由一人(托头部者)发出口令,两人同时抬起,使病人身体同时向搬运者倾斜,同时移步将病人放于平车上。

(4) 三人搬运法:适用于病情较轻,但自己不能活动而体重又较重者。

移开床旁桌椅,松开盖被,协助病人穿衣并助其移至床边→推平车至床尾,使平车头端与床尾成钝角,制动车闸→搬运者甲、乙、丙站在床的同侧(按身高顺序排列,高者在病人头侧),将病人双手置于胸腹部→搬运者甲一手臂托住病人头、颈、肩部,另一手臂托住胸背部;乙一手臂托住病人腰部,另一手臂托住臀部;丙一手臂托住病人腘窝,另一手臂托住小腿,由一人(托头部者)发出口令,三人合力抬起病人,使病人身体向搬运者倾斜,移步将病人轻放于平车中央。

(5) 四人搬运法:适用于颈椎、腰椎骨折的病人或病情危重的病人。

移开床旁桌椅,在病人腰部、臀部下铺帆布单或大单→将平车与病床纵向紧靠,大轮靠床头,制动车闸→搬运者甲站在床头托住病人的头、颈、肩部;乙站在床尾托住病人的两腿;丙、丁二人分别站在病床及平车两侧,紧紧抓住帆布单两角,由一人喊口令,四人同时抬起病人,将病人轻轻移放于平车中央。

4. 安置病人　协助病人卧于平车中央躺好,用盖被包裹病人,先盖脚部,然后两侧,露出头部,上层边缘向内折叠,依病情安置合适卧位。

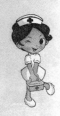

5. 整理床单位　铺好暂空床。

6. 运送病人　打开车闸,推病人至目的地。

## 注意事项

1. 搬运病人时动作轻稳、协调一致,保证病人舒适安全。

2. 操作中遵循节力原则。

3. 搬运病人前妥善安置各种导管,避免扭曲、脱离、受压,保持引流通畅。

4. 推车途中要注意

(1) 病人的头部应卧于平车的大轮端(因大轮转动次数少,可减少颠簸)。

(2) 车速适宜。

(3) 护士站在病人头侧,便于观察病情及病人面色、呼吸及脉搏变化。

(4) 平车上下坡时,病人头部应位于高处,以免引起不适。

(5) 冬季注意保暖,避免受凉。

(6) 进出门时应先将门打开,不可用车撞门,避免病人不适或损坏建筑物。

(7) 搬运骨折病人,平车上需垫木板,并固定好骨折部位。

(8) 颅脑损伤、颌面部外伤及昏迷病人,应将头偏向一侧。

### 平车运送法评分标准

| 项目 | 内容 | 技术操作要求 | 分值 | 评分细则 | 扣分原因 | 得分 |
|---|---|---|---|---|---|---|
| 素质要求 3分 | 素质内容 | • 仪表端庄,服装整洁<br>• 衣着整洁得体,美观大方,面带微笑<br>• 用物备齐,放置有序 | 1<br>1<br>1 | 不合格全扣<br>不合格全扣<br>少一项扣一分 | | |
| 评估 6分 | 查对解释 | • 查对患者、解释说明目的,取得合作<br>• 了解病人病情、活动能力及合作程度<br>• 环境干燥,无障碍物,平车性能好,适宜操作 | 2<br>2<br>2 | 按情况给分<br>按情况给分<br>按情况给分 | | |
| 操作前准备 5分 | 用物准备 | • 七步洗手,戴口罩<br>• 用物:平车,毛毯或棉被,木板或帆布单等 | 2<br>3 | 不合格全扣<br>少一项扣一分 | | |
| 操作流程 75分 | 挪动法 | • 移开床旁桌椅<br>• 平车与病床纵向紧靠,大轮靠床头<br>• 依次移动上半身、臀部、下肢,病人头部位于大轮端 | 1<br>2<br>4 | 错或少全扣<br>错或少一项全扣<br>少一项扣一分 | | |
| | 一人搬运法 | • 移开床旁桌椅<br>• 推平车至床尾,大轮端与床尾成钝角<br>• 将病人双手置于胸腹部<br>• 护士一手自病人腋下伸至对侧,另一手至病人大腿,病人双臂交叉依于护士颈后,抱起病人移至平车,先放臀部 | 1<br>2<br>1<br>5 | 错或少全扣<br>错或少一项全扣<br>错或少全扣<br>错或少一项全扣 | | |

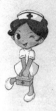

续表

| 项目 | 内容 | 技术操作要求 | 分值 | 评分细则 | 扣分原因 | 得分 |
|---|---|---|---|---|---|---|
| 操作流程75分 | 二人搬运法 | ·移开床旁桌椅<br>·推平车至床尾,大轮端与床尾成钝角<br>·护士甲、乙站在床同侧,将病人双手置于胸腹部<br>·甲一手托住病人头、颈、肩部,另一手托住病人腰部;乙一手托住病人臀部,另一手托住腘窝,一人喊口令,同时抬起,病人身体倾向护士,轻放于平车上 | 1<br>2<br>2<br><br>6 | 错或少全扣<br>错或少一项全扣<br>错全扣<br><br>错或少一项全扣 | | |
| | 三人搬运法 | ·移开床旁桌椅<br>·推平车至床尾,大轮端与床尾成钝角<br>·护士甲、乙、丙站在床同侧,将病人双手置于胸腹部<br>·甲一手托住病人头、颈、肩,另一手托住背部;乙一手托住病人腰部,另一手托住臀部;丙一手托住病人腘窝,另一手托住小腿,一人喊口令,三人同时抬起,病人身体倾向护士,轻放于平车上 | 1<br>2<br>3<br><br>8 | 错或少全扣<br>错或少一项全扣<br>错全扣<br><br>错或少一项扣一分 | | |
| | 四人搬运法 | ·移开床旁桌椅,在病人腰臀部下铺帆布单或大单<br>·将平车与病床纵向紧靠,大轮靠床头<br>·护士甲站于床头,握大单头端,或托住病人头、颈、肩;乙护士站于床尾,握大单尾端,或托住病人双腿;丙、丁护士分别站于病床及平车两侧,握紧大单,一人喊口令,四人同时抬起,轻放于平车上 | 2<br><br>2<br>12 | 错或少全扣<br><br>错或少全扣<br>错或少一项全扣 | | |
| 操作后处理5分 | 整理用物 | ·按规定处理用物(在治疗车上处置合理即可),平车归位<br>·七步洗手,脱口罩,做好记录(口述) | 3<br><br>3 | 按情况给分<br><br>按情况给分 | | |
| 综合评价5分 | 整体素质 | ·与病人交谈时,态度和蔼,语言文明<br>·动作轻巧,准确<br>·操作规范,熟练<br>·举止高雅大方 | 5<br>5<br>8<br>5 | 按情况给分<br>按情况给分<br>按情况给分<br>按情况给分 | | |

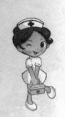

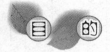

# 实训三 医院感染的预防与控制

## 第一节 无菌技术操作

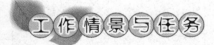

保持无菌物品不被污染，防止病原微生物传播。

### 工作情景与任务

**导入情景：**

王先生,37 岁,因右前臂被利器划伤入院,经医生清创缝合后出院,三天后遵医嘱入院换药。

**工作任务：**

1. 护士要使用无菌技术为患者换药。

2. 熟练掌握无菌技术的注意事项。

3. 操作过程中无污染。

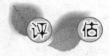

1. 病人目前的病情及治疗情况(伤口有无红肿、渗血,是否有分泌物、脓液等)。

2. 病人的心理状态与合作程度,既往是否接受过类似的治疗,是否紧张,是否了解换药的目的,是否愿意配合和明确如何配合换药等。

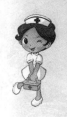

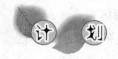

1. 工作人员准备　修剪指甲、洗手,戴口罩、帽子。

2. 用物准备

（1）无菌持物钳:大、小无菌持物钳各一把,分别浸泡在相应的、盛有消毒液的宽口有盖容器内。

（2）无菌容器:无菌储物槽内盛有治疗碗,无菌有盖罐内盛有无菌纱布。

（3）无菌包:包内有无菌治疗巾。

（4）无菌橡胶手套。

（5）无菌溶液一瓶、开瓶器、弯盘。

（6）安尔碘、无菌棉签、皮筋、瓶签、笔、医疗垃圾桶。

3. 环境准备　无菌操作前半小时,应停止清扫、换单,减少走动,避免尘土飞扬。

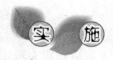

1. 使用无菌持物钳　检查有效期→打开无菌持物钳容器盖→钳移至容器中央→钳端闭合,从钳上端 1/3 处垂直取出→用后闭合钳端,立即垂直放回容器内→打开轴关节→盖上容器盖。

**注意事项**

（1）无菌持物钳只能用于夹取无菌物品,不能用于夹取油纱布或换药。

（2）使用无菌持物钳时,钳端不可高举,手不可触及无菌持物钳的浸泡部分。

（3）无菌持物钳使用后应立即放回容器内,不得在空气中暴露过久。

（4）距离较远处取物时,应将持物钳和容器一起移至操作处。

（5）无菌持物钳一经污染或疑有污染时,不得再放回容器内,应重新消毒。

（6）无菌持物钳和存放容器要定期消毒。浸泡保存时,一般病房可以七天更换一次,使用频率高的要缩短更换周期,甚至每天更换一次,干燥保存可保存 4～6 小时。

2. 无菌包的使用　查用物名称→检查包名称、有效期、化学指示胶带、包布有无松散、破损、潮湿等→用手打开外层包布→无菌持物钳打开内层包布（注意不可跨越无菌区）→检查化学指示卡→取巾→按原折痕包好包布→注明开包日期时间、责任人。

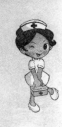 

**注意事项**

(1) 打开无菌包时,手不可触及包布的内面,操作时手臂勿跨越无菌区。

(2) 无菌包过期、潮湿或包布内物品被污染时,均须重新灭菌。包布有破损时不能使用。

(3) 打开过的无菌包,如包内物品一次未用完,在未污染的情况下,有效期为 24 小时。

3. 铺无菌盘　打开无菌包(见无菌包的使用),用无菌持物钳取出无菌治疗巾放于治疗盘内→双手捏住无菌治疗巾非无菌面左右两角,抖开,双折铺于治疗盘上→将上层折成扇形,无菌面向外,治疗巾内面构成无菌区→放入无菌物品→中间边缘向上反折治疗巾上层 2 次,两边边缘向下反折→注明铺盘日期、时间、责任人。

**注意事项**

(1) 操作时,非无菌物品及身体应与无菌盘保持适当的距离,身体部位不可跨越无菌区。

(2) 无菌盘应保持干燥,避免潮湿污染。

(3) 已铺好的无菌盘有效期为 4 小时。

4. 取无菌容器的使用

(1) 无菌槽:检查标记→ 灭菌日期及侧孔有无关闭→开无菌槽→用无菌持物钳夹取无菌治疗碗放入无菌盘内→盖好无菌槽。

(2) 无菌罐:检查标记→ 灭菌日期→开无菌罐(盖子拿在手上时盖面向下、盖子放桌上时盖面向上)→用无菌持物钳夹取无菌治疗碗放入无菌盘内→盖好无菌盖。

**注意事项**

(1) 夹取无菌容器内的物品时,无菌持物钳及无菌物品不可触及容器边缘。

(2) 移动无菌容器时,应托住底部,手不可碰及无菌容器内边缘。

(3) 从无菌容器内取出的无菌物品,虽未使用,也不得再放回容器内。

(4) 无菌容器应定期灭菌,一般有效期为 7 天。

5. 取无菌溶液　擦灰→检查核对瓶签上的名称、有效期,瓶口有无松动,瓶体有无裂痕,溶液有无浑浊、沉淀、絮状物→棉签消毒瓶盖(瓶顶向瓶颈螺旋消毒,反复两次)→无菌持物钳取纱布覆盖瓶口→启开瓶盖→瓶签朝向掌心→冲洗瓶口→从冲洗处倒出无菌溶液→盖上瓶盖→注明开瓶日期、时间、责任人。

**注意事项**

(1) 检查溶液质量时要倒转瓶体,对光检查。

(2) 倒溶液时,瓶口不可触及无菌容器,亦不能将无菌敷料堵塞瓶口或伸入瓶内蘸取溶液。

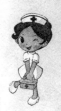

（3）已倒出的溶液,虽未使用也不得倒回瓶内。

（4）剩余溶液有效期为 24 小时。

6. 戴脱无菌手套

（1）戴无菌手套:核对手套外的号码及灭菌日期、灭菌标志→涂擦滑石粉(若为带粉手套可省略此步骤)→从手套袋中取出手套,执两手套腕部的翻转处(即反面)→并使两只手套的掌面对合,大拇指向前→先套入左手,再套入右手(未戴手套的手不可接触手套正面,已戴手套的手不可按触另一只手套的反面)→将手套腕部翻折处翻下(戴无菌手套的手只能在腰部以上及肩部以下活动)。

（2）脱手套:一手捏住另一手套腕部外面翻转脱下→以脱下手套的手插入另一手套内面→将其翻转脱下放于医疗垃圾桶内。

**注意事项**

（1）未戴手套的手不可触及无菌手套的外面,已戴手套的手不可触及未戴手套的手及手套的内面。

（2）戴手套后如发现手套破损或不慎污染,应立即更换。

（3）戴手套后,手臂不可下垂,应保持在腰以上、肩以下范围活动。

无菌技术评分标准

| 项目 | 内容 | 技术操作要求 | 分值 | 扣分原因 | 得分 |
|---|---|---|---|---|---|
| 素质要求 5 分 | 素质要求 | 服饰、鞋帽整洁<br>仪表大方,举止端庄<br>语言柔和恰当,态度和蔼可亲 | 1<br>2<br>2 | | |
| 操作前准备 10 分 | 环境 | 环境清洁、台面宽敞洁净<br>清洁治疗盘、操作台 | 2<br>3 | | |
| | 护士 | 洗手、戴口罩 | 2 | | |
| | 物品 | 用物备齐、摆放符合操作要求 | 3 | | |
| 操作过程 68 分 | 打开无菌包 (13 分) | 检查无菌包无漏项<br>解开系带、打开无菌包方法正确、无污染<br>正确使用无菌持物钳、无污染<br>按原折痕包好无菌包<br>注明开包日期、时间,签名、无漏项 | 2<br>4<br>3<br>2<br>2 | | |
| | 铺盘 (6 分) | 铺无菌盘方法正确、无污染 | 6 | | |
| | 取无菌物品 (7 分) | 核对储槽外标签<br>正确使用无菌持物钳取物、无污染 | 2<br>5 | | |

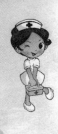

续表

| 项目 | 内容 | 技术操作要求 | 分值 | 扣分原因 | 得分 |
|---|---|---|---|---|---|
| 操作过程 68 分 | 取无菌溶液（14 分） | 核对无菌溶液<br>启开瓶盖、翻起瓶塞、皮塞拉出、无污染<br>倒无菌溶液方法正确、无污染、无漏液<br>盖回瓶塞,写上开瓶日期 | 4<br>4<br>4<br>2 | | |
| | 覆盖无菌盘（8 分） | 覆盖无菌盘方法正确<br>注明铺盘日期、时间、签名、无漏液<br>打开无菌巾方法正确、无污染 | 3<br>2<br>3 | | |
| | 戴无菌手套（20 分） | 核对无菌手套包<br>滑石粉涂擦双手无飞扬<br>正确取出手套<br>戴手套方法正确、无污染<br>脱手套方法正确 | 2<br>3<br>3<br>7<br>5 | | |
| 操作后处理 7 分 | 整理用物 | 用物处理恰当<br>用消毒液抹布擦盘、操作台<br>洗手 | 3<br>2<br>2 | | |
| 综合评价 6 分 | 整体素质 | 动作轻巧、稳重、准确、安全、无污染<br>操作熟练、规范、应变能力强 | 3<br>3 | | |
| 操作用时 4 分 | | 8 分钟 | 4 | | |

# 第二节　穿脱隔离衣

## 一、口罩、帽子的使用

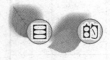

1. 帽子可防止工作人员的头发、头屑散落或被污染。

2. 使用口罩可保护患者和工作人员,避免互相传染,防止飞沫污染无菌物品、伤口或清洁物品。

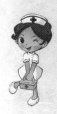

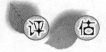

**工作情景与任务**

**导入情景：**

王某,50 岁,因肺结核入院,安置在隔离病区,护士需进入隔离病房为其进行操作。

**工作任务：**

1. 护士要明确隔离种类及隔离原则。

2. 熟练掌握口罩、帽子的使用注意事项。

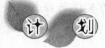

**评　估**

1. 病人目前的病情及所属隔离种类。

2. 口罩种类、帽子的大小、有效期、完好情况。

3. 病人的心理状态与合作程度。

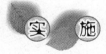

**计　划**

1. 护士准备　衣帽整洁、洗手。

2. 用物准备　多层纱布帽子、口罩,或一次性帽子、口罩。

3. 环境准备　半污染区或清洁区内,光线充足,安静、整洁。

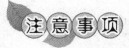

**实　施**

1. 戴帽子　取出清洁、大小合适的帽子,帽子应遮住全部头发。

2. 戴口罩　口罩应罩住口鼻,将上段两条带子分别超过耳朵系于头后,下段带子松紧适宜地系于颈后,口罩的下半部遮住下巴。

3. 取口罩　洗手后,解下口罩带子,取下口罩,须重复使用时将污染面向内折叠,放入胸前小口袋或存放在小塑料袋内。

**注意事项**

1. 帽子、口罩应勤换洗,保持清洁。

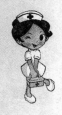

2. 戴上口罩后,避免咳嗽或不必要的谈话,不可用污染的手触摸口罩。口罩污染或潮湿时,应立即更换。

3. 纱布口罩使用4～8小时应更换,一次性口罩使用不超过4小时。每次接触严密隔离的传染病患者后应立即更换。离开污染区前将口罩、帽子放入特定污物袋内,以便集中处理。

## 二、手的清洁

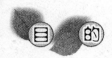

去除手部皮肤污垢、碎屑和部分致病菌,切断传播感染的途径。

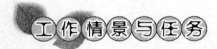

**导入情景:**

王某,50岁,因肺结核入院,安置在隔离病区,护士需进入隔离病房为其进行操作。

**工作任务:**

1. 护士要明确隔离种类及隔离原则。

2. 熟练掌握七步洗手法的流程及注意事项。

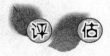

1. 病人目前的病情及所属隔离种类。

2. 洗手用物是否备齐及完好情况。

3. 病人的心理状态与合作程度。

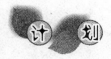

1. 护士准备　衣帽整洁,卷袖过肘。

2. 用物准备　流动水洗手设备、10％肥皂液或洗手液、消毒小毛巾。

3. 环境准备　半污染区或清洁区内,光线充足,安静、整洁。

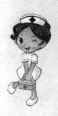

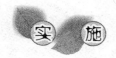

1. 湿润双手　打开水龙头,调节合适水流和水温,使双手充分淋湿。

2. 取洗手液或肥皂水行七步洗手法

(1)掌心相对,双手互相摩擦。

(2)掌心对手背沿指缝揉搓,交换进行。

(3)掌心相对,双手交叉指缝相互揉搓。

(4)左手手指屈曲于右手掌中进行揉搓,然后交换。

(5)一手握另一手大拇指旋转揉搓,然后交换。

(6)五指尖并拢在另一手掌心中旋转揉搓,然后交换。

(7)握住手腕回旋揉搓手腕部。

3. 冲净双手　打开水龙头,流动水下冲净双手。

4. 擦干双手　用消毒小毛巾擦干双手。

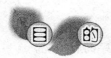

1. 认真清洗指甲、指尖、指缝和指关节等易污染的部位。

2. 手部不佩戴戒指等饰物。

3. 揉搓稍用力,每个部位姿势揉搓 10 次,双手揉搓不少于 15 秒,双手若有明显污染,应延长洗手时间最好达到 30 秒。

4. 手未受到患者血液、体液等物质明显污染时,可以使用速干手消毒剂消毒双手代替洗手。

**三、手的消毒**

除去手上的污垢及沾染的致病菌,避免污染无菌物品或清洁物品,防止感染和交叉感染。

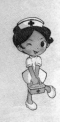

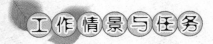

**导入情景：**

王某，50岁，因肺结核入院，安置在隔离病区，护士需进入隔离病房为其进行操作。

**工作任务：**

1. 护士要明确隔离种类及隔离原则。

2. 熟练掌握消毒手的方法。

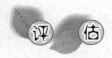

1. 病人目前的病情及所属隔离种类。

2. 刷手用物是否备齐及完好情况。

3. 手的污染情况。

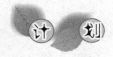

1. 护士准备　衣帽整洁，卷袖过肘、修剪指甲、取下手表及饰物。

2. 用物准备　流动水洗手设备、10%肥皂液或洗手液、手刷、消毒小毛巾。盛放用过的手刷和小毛巾的容器各一个。

3. 环境准备　半污染区或清洁区内，光线充足，安静、整洁。

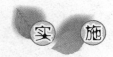

1. 刷手法

（1）用刷子蘸肥皂水，按前臂、腕部、手背、手掌、手指、指缝、指甲顺序彻底刷洗。

（2）刷半分钟，用流水冲净泡沫，使污水从前臂流向指尖。换刷另一手，反复两次，共刷2分钟。

（3）用小手巾自上而下擦干双手，或用烘干机吹干。

2. 浸泡消毒法　将双手浸泡于消毒液中，用小毛巾或手刷反复擦洗2分钟，再用清水冲洗，小毛巾擦干。

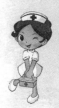

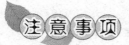

1. 刷洗的范围应超过被污染的范围。
2. 流水洗手时,腕部要低于肘部,使污水从前臂流向指尖,勿使水流入衣袖内。
3. 消毒时间要足够。

## 四、穿脱隔离衣

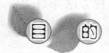

保护工作人员和病人,避免交叉感染。

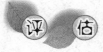

导入情景:

王某,50 岁,因肺结核入院,安置在隔离病区,护士需进入隔离病房为其进行操作。

工作任务:

1. 正确穿、脱、运用隔离衣。
2. 要求做到　操作规范,行为严谨。
3. 效果达到　严格区分清洁区与污染区,处处体现隔离观念。

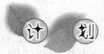

1. 病人病情、临床表现、治疗及护理情况。
2. 病人目前采取的隔离种类、隔离措施。
3. 病人及家属对所患疾病有关防治知识、消毒隔离知识的了解程度及掌握情况。

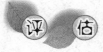

1. 操作者准备　修剪指甲、洗手、戴口罩、帽子,取下手表,卷袖过肘。
2. 用物准备　隔离衣、衣架、夹子、消毒手用物 1 套。

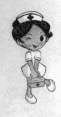

3. 环境准备　清洁、宽敞。

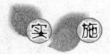

1. 穿隔离衣

（1）持衣：手持衣领取下隔离衣，检查隔离衣是否完好无损，有无潮湿及污染，如有需更换，对比隔离衣长度，以确保能完全遮住工作服。使隔离衣污染面朝外，清洁面朝自己。

（2）穿袖：一手持衣领，一手穿衣袖，举起手臂，将衣袖下抖，用同样方法穿好另一袖子。

（3）系领口：两手持衣领，由前向后理顺领边，系领口。

（4）系袖带：对齐袖口边缘后系袖带。

（5）对衣边：将隔离衣后身向前拉，见到衣边捏住，注意不能触摸到内面，用同样方法拉另一侧衣边，并捏住，在背后将两衣边缘对齐，向一侧折叠，注意两衣边边缘对齐。

（6）解腰带：使用单手解腰带法。

（7）系腰带：按住折叠处，将腰带在背后交叉，再回前面打活结。

2. 脱隔离衣

（1）解腰带：解开腰带，将腰带集中在前面打一活结。

（2）塞袖：解开袖口，在肘上部将隔离衣袖塞于工作衣袖内，袖口向外翘起。

（3）刷手：用刷子蘸肥皂水，按前臂、腕部、手背、手掌、手指、指缝、指甲顺序刷洗，每侧刷半分钟。两侧刷完后用流水冲净泡沫，使污水从前臂流向指尖。换刷子，用同样方法再刷一次，共两分钟。用小手巾自上而下擦干双手。

（4）解领口。

（5）拉袖：一手伸入另一侧隔离衣袖内，拉下衣袖过手，用衣袖遮住的手在外面拉下另一侧衣袖过手，双手在袖内互相对拉，使双臂逐渐退出隔离衣。

（6）挂衣：使衣肩对齐，隔离衣两边对齐，翻转隔离衣，使清洁面对外，手持衣领挂于衣钩上。

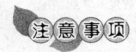

1. 穿隔离衣后，不得进入清洁区。

2. 隔离衣长短要合适且无破损，须将工作服完全遮盖，隔离衣内面及衣领为清洁面。

3. 隔离衣每天更换，如潮湿或污染时应立即更换。

4. 挂隔离衣时，若在半污染区不得露出污染面；若在污染区不得露清洁面。

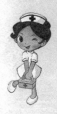

**隔离技术基本操作评分标准**

| 项目 | 内容 | 技术操作要求 | 分值 | 扣分原因 | 得分 |
|---|---|---|---|---|---|
| 素质要求<br>3分 | 素质内容 | ·报告参赛号码和比赛项目<br>·语言流畅，态度和蔼，面带微笑<br>·仪表端庄，服装整洁 | 1<br>1<br>1 | | |
| 评估<br>4分 | 评估 | ·了解隔离操作的目的<br>·评估操作环境：环境清洁舒适，适宜操作 | 2<br>2 | | |
| 操作前准备<br>8分 | 用物准备 | ·七步洗手、戴口罩、帽子<br>·取下手表、卷袖过肘<br>·用物准备：隔离衣、衣架、夹子、消毒手用物1套 | 3<br>2<br>3 | | |
| 操作流程<br>61分 | 穿隔离衣<br>29分 | ·取衣面向清洁面<br>·穿衣袖顺序符合要求，无污染<br>·扣领扣方法正确，未污染头面部<br>·系袖口边缘对齐<br>·系腰带方法正确，无污染 | 3<br>6<br>6<br>6<br>8 | | |
| | 脱隔离衣<br>32分 | ·解开腰带打结无松开<br>·解袖口无污染手臂<br>·按顺序消毒双手、时间符合要求<br>·解领扣无污染头面部<br>·脱衣袖方法正确，无污染 | 6<br>6<br>8<br>6<br>6 | | |
| 操作后处理<br>12分 | 整理用物 | ·挂隔离衣方法正确<br>·按规定处理用物(在治疗车上处置合理即可)，脱手套<br>·七步洗手，脱口罩，做好记录(口述) | 5<br>3<br>4 | | |
| 综合评价<br>12分 | 整体素质 | ·态度和蔼，语言文明<br>·动作轻巧，准确<br>·操作规范，熟练，没有表演痕迹<br>·无违反无菌观念及隔离的操作及动作 | 2<br>2<br>2<br>6 | | |
| 操作用时 | | 10分钟 | | | |

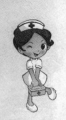

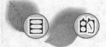

# 实训四 病人的清洁护理

## 第一节 口腔护理

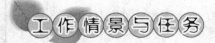

### 目 的

1. 保持口腔清洁,预防感染等并发症。
2. 观察口腔内变化,提供病情变化的信息。
3. 保证患者的舒适。

### 工作情景与任务

**导入情境:**

王兰,女,16岁,学生,高热待查入院,入院后第五天,体温39.5℃,主诉牙龈疼痛,患者意识清醒,自理能力下降,请为患者进行口腔护理。

**工作任务:**

1. 告知患者操作目的、配合要点及注意事项。
2. 护士为患者正确进行口腔护理,动作轻柔。
3. 指导患者正确的漱口方法。

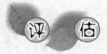

### 评 估

1. 询问、了解患者身体状况。
2. 评估患者意识。
3. 评估口腔黏膜情况、口腔内有无义齿,舌、颊、腭部有无异常(昏迷病人需携带开口器)。

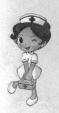

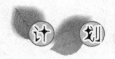

1. 护士准备　着装整洁、洗手、戴口罩。

2. 病人准备　向病人及家属解释口腔护理的目的、方法、注意事项及配合要点,取舒适、安全且易于操作体位。

3. 物品准备　治疗车、清洁治疗盘、无菌口护包(弯盘、治疗碗内 16 个棉球、弯血管钳、镊子、治疗巾、压舌板、敷料)漱口液、水杯、吸水管、棉签、液状石蜡油、电筒、开口器和拉舌钳、外用药(必要时)。

4. 环境准备　安静、安全、舒适。

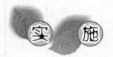

1. 准备

(1) 六步洗手,戴口罩。

(2) 携用物至病房,核对病人姓名并向病人解释。

(3) 使用压舌板和手电筒观察病人口腔情况(口唇有无干裂;口腔黏膜有无溃疡、出血;牙龈有无红肿、出血;舌苔有无厚腻;有无口臭;牙齿有无松动,有无活动性义齿等),同时评估病人的病情、自理能力、心理反应及合作程度。

2. 擦洗口腔

(1) 协助病人侧卧、面向护士,治疗巾铺于颌下。

(2) 打开弯盘,一侧置于病人颌下,取出另一侧弯盘内弯血管钳、镊子分开放置,根据病情取适量棉球及打开压舌板入内备用。

(3) 湿润口唇,协助病人漱口。

(4) 嘱病人咬合上下齿,夹紧棉球由内向外纵向擦洗对侧牙齿外侧面至门齿(用压舌板轻轻撑开对侧面颊部),用同样方法擦洗另一侧。

(5) 嘱病人张口,依次擦洗对侧牙齿上内侧面、上咬合面、下内侧面、下咬合面,用同样方法擦洗另一侧;擦洗硬腭、舌面、舌下;压舌板保护好牙龈"三个倒钩法"擦洗对侧面颊部,用同样方法擦洗另一侧。

(6) 最后擦洗口唇并清点棉球,协助病人漱口。

3. 检查口腔　查看清洗情况并根据病人情况用外用药,口唇干裂者给予润唇。

4. 整理　撤去治疗巾,整理用物,取舒适位,整理床单元。推车回治疗室,处理用物。

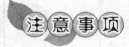

1. 操作动作应当轻柔,避免金属钳端碰到牙齿,损伤黏膜及牙龈,对凝血功能差的患者应当特别注意。

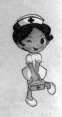

2. 对昏迷病人应当注意棉球干湿度,禁止漱口。

3. 使用开口器时,应当从臼齿处放入。

4. 擦洗时须用止血钳夹紧棉球,每次一个,防止棉球遗留在口腔内。

5. 如患者有活动的义齿,应先取下再进行操作。

6. 护士操作前后应当清点棉球数量。

口腔护理评分标准

| 项目 | 内容 | 技术操作要求 | 分值 | 扣分原因 | 得分 |
|------|------|------|------|------|------|
| 素质要求5分 | 素质内容 | · 报告参赛号码和比赛项目<br>· 语言流畅,态度和蔼,面带微笑<br>· 仪表端庄,服装整洁 | 1<br>2<br>2 | | |
| 操作前准备10分 | 用物准备 | · 衣帽整齐,洗手,戴口罩<br>· 用物准备3分钟<br>· 用物:治疗车、清洁治疗盘、无菌口护包(弯盘、治疗碗内16个棉球、弯血管钳、镊子、治疗巾、压舌板、敷料)漱口液、水杯、吸水管、棉签、液状石蜡油、电筒、开口器和拉舌钳、外用药(必要时) | 3<br>2<br>5 | | |
| 评估10分 | 查对解释 | · 查对医嘱,了解患者病情、合作程度、口腔情况<br>· 向患者解释操作目的及方法,取得合作。询问需求 | 5<br>5 | | |
| 操作流程65分 | 操作 | · 备齐用物(在治疗室开口护包,根据病情选择口腔护理液),携至患者床旁,核对床号、姓名,解释<br>· 安全与舒适:协助患者头偏向一侧,病人体位舒适<br>· 铺治疗巾于患者颌下及枕上,弯盘置于患者口角旁,清点棉球数<br>· 湿棉球湿润口角及口唇,协助清醒病人漱口,观察口腔黏膜有无充血、溃疡等,活动义齿取下放于冷水杯中<br>· 用压舌板轻轻撑开左侧颊部,用血管钳夹棉球擦洗上下齿左外侧面,由内向门齿纵向擦洗<br>· 同法擦洗右外侧面<br>· 嘱患者张开上下齿,擦洗牙左上内侧面、左上咬合面、左下内侧面、左下咬合面,擦洗左侧颊部<br>· 用同样方法擦洗另一侧<br>· 擦洗(横向,由内向外)硬腭、(纵向,由内向外)舌面(边做边口述勿触及咽喉,以免引起恶心)→舌下<br>· 擦洗时必须用止血钳夹紧棉球,每次一个,钳端不暴露在棉球外面,棉球以不滴水为宜。镊子和血管钳手法正确,拧棉球动作规范<br>· 擦洗完毕,清点棉球数,帮助病人漱口,擦净口腔周围(昏迷者严禁漱口)。检查口腔黏膜,有溃疡时,遵医嘱给适当药物,口唇干裂者涂石蜡油<br>· 撤去弯盘,撤去治疗巾<br>· 协助患者取舒适卧位,整理床单位<br>· 再次核对,交代注意事项(操作完毕,计时结束)<br>· 整理用物(垃圾分类处置),洗手,记录(口述) | 6<br>3<br>3<br>4<br>3<br>5<br>3<br>8<br>8<br>6<br>4<br>2<br>3<br>4<br>3 | | |

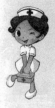

续表

| 项目 | 内容 | 技术操作要求 | 分值 | 扣分原因 | 得分 |
|------|------|-------------|------|---------|------|
| 综合评价 10 分 | 整体素质 | • 举止端庄,操作规范、熟练<br>• 患者口腔清洁、无异味,病人舒适<br>• 用语规范、自然、针对性强,语音亲切、流利 | 3<br>3<br>4 | | |
| 操作用时 | | 总计时 8 分钟,每超时 1 分钟扣 2 分 | | | |

# 第二节　床上擦浴

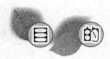

1. 保持皮肤清洁,使病人舒适。
2. 促进血液循环,增加皮肤排泄功能,预防皮肤感染和压疮等并发症的发生。
3. 观察病人的一般情况,满足其身心需要。

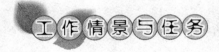

**导入情景:**

张某,女,40 岁,颈椎骨折行颅骨牵引,请为该患者行床上擦浴。

**工作任务:**

1. 护士对操作流程熟练。
2. 擦浴时注意水温,动作轻柔。
3. 注意观察患者病情,以免影响到牵引。

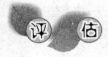

1. 病人年龄、病情、意识状态,身上有无各种导管、伤口、石膏夹板、牵引及皮肤损伤等。
2. 病人躯体活动程度,生活卫生习惯、自理能力及其他需要。
3. 病人对擦浴的心理反应。

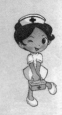

4. 环境是否温暖,是否具有保护隐私的条件。

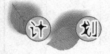

1. 护士准备　衣帽整洁、洗手、戴口罩。
2. 病人准备　取舒适体位。
3. 用物准备　50％乙醇、肥皂或沐浴液、棉签、胶布、弯盘、梳子、指甲钳、水温计、治疗巾、大毛巾、小毛巾、脸盆、水桶 2 个(一个内盛 41～46 ℃温水,另一个接盛污水)、清洁衣裤、被服、便盆及便盆布、屏风、治疗碗、棉球血管钳或镊子、手套、快速手消毒液。
4. 环境准备　关好门窗,调节室温至 24～25 ℃,屏风遮挡、放平床及支架。

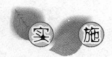

1. 洗脸、颈　擦洗部位下铺大毛巾,手套式持巾→眼睛(内眦→外眦)→额→鼻翼→脸颊→耳后→下颌→颈部→换水。
2. 胸腹　①脱衣:先健侧后患侧;②顺序:自上而下,肥皂毛巾擦(需要时)→湿毛巾擦→拧干毛巾擦;③肩部→锁骨中线→乳房→腋中线→下腹部;④胸骨上窝→脐部→耻骨联合,最后用大毛巾擦干。
3. 双手　①近侧→远侧;②颈外侧→肘部→手背;③腋窝→肘窝→手心;④协助侧卧(面向护士)→泡手→换水。
4. 背部　①协助病人侧卧;②颈后→背部→骶尾部→大毛巾擦干;③穿衣:先患侧后健侧→换水。
5. 下肢　①协助病人平卧位,脱裤子;②髂峰→大腿外侧→外踝;③腹股沟→大腿内侧→内踝;④臀下→腘窝→足跟→换水;⑤泡足(双足分别泡于盆中洗)用大毛巾擦干。
6. 会阴擦洗　①臀下垫巾置便盆→左手戴手套→消毒阴阜→会阴(自上而下、由内向外);②女:尿道口→阴道口→小阴唇→大阴唇→阴阜→大腿内侧→会阴→肛门;③男:尿道口周围绕阴茎旋转至根部→阴囊→肛门。
7. 脱手套、穿裤　先对侧后近侧,先患侧后健侧妥善固定各种管道。梳头:枕上垫巾。
8. 整理　协助患者取舒适体位;整理床单位;整理用物、分类放置;洗手;记录。

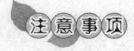

1. 操作过程中,护士应遵循节力原则,两脚稍分开,降低身体重心,端水盆时,水盆尽量靠近身体,以减少体力消耗。

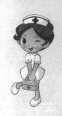

2. 掌握擦洗的步骤,及时更换温水,腋窝、腹股沟等皮肤皱褶处应擦洗干净。

3. 动作轻柔、敏捷,防止受凉,并注意遮挡,以保护病人自尊。

4. 注意观察病情变化及全身皮肤情况,如病人出现寒战、面色苍白等变化,应立即停止擦洗,给予适当处理。

床上擦浴法评分标准

| 项目 | 内容 | 技术操作要求 | 分值 | 扣分原因 | 得分 |
|---|---|---|---|---|---|
| 素质要求5分 | 素质内容 | ·报告参赛号码和比赛项目<br>·语言流畅,态度和蔼,面带微笑<br>·仪表端庄、服装整洁、无长指甲及佩戴戒指 | 1<br>2<br>2 | | |
| 评估10分 | 查对解释 | ·查对清醒患者,要告知床上擦浴目的、方法及配合。询问二便及需要<br>·评估患者姓名、年龄、诊断、病情、意识状态、自理能力、合作程度、个人卫生习惯、皮肤情况(清洁度、有无感染、破损等禁忌证)、各种引流管情况<br>·评估患者周围环境(调节室温22 ℃以上、关闭门窗) | 3<br><br>5<br><br><br>2 | | |
| 操作前准备5分 | 用物准备 | ·洗手、戴口罩,必要时戴手套<br>·护理车上备脸盆2个、水桶2个、热水、浴巾1条、毛巾2条、清洁衣裤和被服、50%乙醇、石蜡油、肥皂盒及肥皂、弯盘、梳子、指甲钳、必要时备便盆、便盆布、屏风<br>·脸盆内倒入2/3满温水,调试水温40～45 ℃ | 1<br>3<br><br><br><br>1 | | |
| 操作流程65分 | 擦浴 | ·查对患者,再次解释,必要时屏风遮挡<br>·用物放置妥当,松开床尾盖被,根据病情协助患者取合适体位,妥善处理好各种引流管<br>·洗脸和颈部:头颈下垫浴巾,清水洗脸(先洗眼)及颈部(注意耳后、皮肤处擦洗干净)<br>·擦洗上身:脱近侧衣袖(有外伤时先脱健侧后脱患侧)下垫浴巾,擦洗上肢(先近侧后对侧,步骤:湿毛巾→湿毛巾涂肥皂→湿毛巾→拧干毛巾→浴巾)<br>·用同样方法擦洗对侧上肢<br>·擦洗胸、腹、后颈背:顺序正确,步骤同上<br>·50%乙醇按摩受压部位(或根据实际情况选择按摩液)<br>·穿上清洁上衣(外伤时先穿患侧后健侧)<br>·浸泡双手并擦干<br>·换水及毛巾,擦洗会阴或会阴冲洗<br>·换水、盆及毛巾<br>·擦洗双下肢:脱裤,肢体下垫浴巾(步骤同上肢),先近侧后对侧擦洗<br>·穿清洁裤<br>·浸泡双脚并擦干<br>·梳头,必要时修剪指甲<br>·更换床单及被套<br>·安置病人体位 | 3<br>5<br><br>5<br><br>5<br><br><br><br>5<br>5<br>5<br><br>2<br>3<br>5<br>3<br>5<br><br>2<br>3<br>2<br>5<br>2 | | |

33

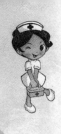
续表

| 项目 | 内容 | 技术操作要求 | 分值 | 扣分原因 | 得分 |
|---|---|---|---|---|---|
| 操作后处理5分 | 整理用物 | ·物品终末处理<br>·洗手,记护理记录单 | 3<br>2 | | |
| 综合评价10分 | 整体素质 | ·操作正确,动作轻柔,运用节力原则<br>·擦洗干净,注意病人保暖,尽量减少翻动和暴露病人<br>·操作过程注意观察病人病情变化及皮肤情况<br>·未沾湿病人被褥<br>·病人感觉舒适 | 2<br>2<br>2<br>2<br>2 | | |
| 操作用时 | | 30分钟 | | | |

# 第三节　背部按摩

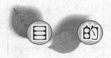

1. 保持皮肤完整性,预防压疮。
2. 保持皮肤的清洁,使病人感到舒适,心身需要得到满足。
3. 病人及家属获得预防压疮的知识,护患关系良好。

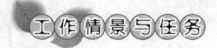

**导入情景:**

患者男性,75岁,退休工人,病情危重,嗜睡,有脑中风,严重营养不良,消瘦。发现其臀裂处有一7~8 cm大小的压疮,大小便失禁。

**工作任务:**

1. 护士对该患者及家属解释并取得配合。
2. 护士对患者进行压疮护理。
3. 保持患者皮肤清洁,使患者感到舒适。

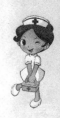

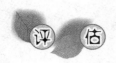

1. 病人的一般情况　病人的年龄、病情、营养状况、压疮产生的好发因素(年老体弱、长期卧床、瘫痪、营养不良等)、有无骨牵引、石膏、夹板固定等情况,受压处的皮肤有无发红、缺血或损伤、自行预防及护理压疮的能力等。

2. 病人的认知反应　病人对产生压疮原因的认识、心理反应、情绪状态、对压疮预防及护理知识的了解和合作程度等。

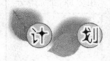

1. 护士准备　着装整洁,洗净双手。

2. 病人准备　了解压疮的有关知识及预防措施,积极配合护理人员。

3. 用物准备　治疗车上放 50％乙醇、电动按摩器、滑石粉、大毛巾、纱巾、弯盘、床刷及套、翻身记录卡、50％乙醇、红外线灯、清洁创面药物(生理盐水、0.02％呋喃西林、1∶5 000 高锰酸钾)、海绵垫褥、气垫褥、水褥等。

4. 环境准备　病室整洁、安静,必要时以屏风或挂帘遮挡。

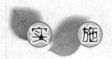

1. 准备　携用物至床旁,核对并向病人及家属解释。协助病人侧卧,背向护士,掀起上衣露出背部,脱裤至臀下,掀起盖被搭于病人身上,覆盖大毛巾。

2. 清洁背部　露出患者背部及臀部,将小毛巾按手套状包在右手上,将患者颈部、肩部、背部、臀部依次擦洗干。

3. 背部按摩　以背部、骶尾部按摩为例。

(1) 全背按摩:将大毛巾置病人身下,用纱布蘸适量 50％乙醇涂于按摩处,用手掌从病人臀部上方开始,沿脊柱两侧向上按摩至肩部时用环状动作向下至腰部止,反复数次按摩,再用拇指指腹由骶尾部开始沿脊柱按摩至第七颈椎处。

(2) 局部按摩:将大毛巾置于病人身下,蘸少许 50％乙醇涂于按摩处,以手掌大、小鱼际部分紧贴皮肤,做压力均匀的按摩,由轻到重、由重到轻,每处 3～5 分钟。

(3) 按摩后:背部、局部涂滑石粉,压疮局部可视病情创口清洁后用药,并使用水褥、气垫床等。

4. 整理　助病人取合适卧位,穿好衣裤,撒下大毛巾扫净床上渣屑,整理床铺,确认

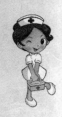
病人无其他需要,感谢病人,交待注意事项后离开。

　　5. 记录　记录皮肤护理的日期、时间。

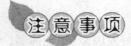

　　1. 注意保暖,水温要高,但不至于烫手为宜。

　　2. 背部每处按摩时间不少于 1 分钟。

　　3. 出汗病人前胸、腋下、手臂均应擦到。

背部按摩操作评分标准

| 项目 | 内容 | 技术操作要求 | 分值 | 扣分原因 | 得分 |
|---|---|---|---|---|---|
| 素质要求 5 分 | 素质内容 | 服装鞋帽整洁,着装符合职业要求,仪表大方,举止端庄,轻盈矫健,语言流畅,态度和蔼,面带微笑 | 5 | | |
| 评估 10 分 | 查对解释 | 核对床号、姓名,向患者及家属解释擦浴的目的,取得合作,患者或家属知晓同意后请签字<br>评估病情,确定擦浴时间 | 5<br><br>5 | | |
| 操作前准备 5 分 | 物品准备 | 清洁的衣裤、被套、大单、大毛巾、小毛巾、浴皂、脸盆、50%乙醇、水桶 2 个、暖瓶、屏风、必要时备便器 | 5 | | |
| 操作流程 70 分 | 操作 | • 洗手、戴口罩,携用物至患者床旁,再次核对床号、姓名<br>• 关闭门窗,围好屏风,调节室内温度(24±2)℃<br>• 将盛有 1/2～2/3 盆温水的脸盆置于床旁桌或床旁坐椅上,移去枕套,将其立于床头。协助患者俯卧或侧卧,背部靠近护士,大毛巾一半铺于患者身下,另一半盖于患者身上<br>• 清洁背部,露出患者背部及臀部,将小毛巾按手套状包在右手上,将患者颈部、肩部、背部、臀部依次擦洗干<br>按摩背部:<br>(1) 全背按摩:两手或一手蘸少许 50%乙醇,用手掌按摩,按摩者斜站在患者右侧,左腿弯曲在前,右腿伸直在后,从患者尾骶部开始,以环状动作沿脊柱旁向上按摩到肩部时手法稍轻,转向下至腰部;按摩后,手再轻轻滑至臀部及尾骨处,此时左腿伸直,右腿弯曲;如此有节奏地按摩数次;再用拇指指腹由尾骶部开始沿脊柱按摩至第七颈椎处<br>(2) 受压处局部按摩:蘸少许 50%乙醇用手掌大、小鱼际部分紧贴皮肤,压力均匀地做向心方向按摩,由轻到重,再由重到轻,每次 3～5 分钟<br>• 按摩完毕,用大毛巾将皮肤上过多的乙醇或润滑油拭去,撤去大毛巾,协助患者穿衣并采取舒适卧位 | 5<br>5<br>15<br><br><br><br><br>10<br><br><br><br>20<br><br><br><br><br><br><br><br><br><br>10<br><br><br>5 | | |

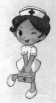

续表

| 项目 | 内容 | 技术操作要求 | 分值 | 扣分原因 | 得分 |
|------|------|------------|------|---------|------|
| 操作后<br>处理5分 | 整理<br>用物 | ·整理床单位及用物<br>·洗手后记录执行时间及护理效果 | 2<br>3 | | |
| 综合<br>评价<br>5分 | 整体<br>素质 | ·与病人交谈时,态度和蔼,语言文明<br>·动作轻巧,准确<br>·操作规范,熟练,没有表演痕迹 | 2<br>1<br>2 | | |
| 操作<br>用时 | | | | | |

# 第四节　卧有病人床更换床单法

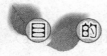

1. 保持病人床单位及病室整洁。
2. 使病人舒适,预防压疮发生。

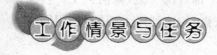

**导入情景:**

李某,男,71岁,因脑出血造成右侧偏瘫,生活不能自理,护士为患者更换床单。

**工作任务:**

1. 操作过程中应用节力原则。
2. 使病床整洁,患者睡卧舒适,保持病室清洁美观。

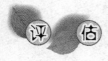

1. 患者的情况　年龄、病情、肢体活动能力、有无输液管、引流管、心理反应、合作程度。
2. 床单情况　床单清洁程度。
3. 环境　病室内其他患者是否进餐或治疗。

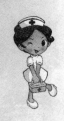

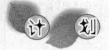

1. 护士准备　着装整洁、洗手、戴口罩。
2. 患者准备　了解操作目的，愿意配合。
3. 用物准备　清洁大单、中单、被套、枕套、床刷、床刷套（微湿）、污物袋，必要时备清洁衣裤。
4. 环境准备　关闭门窗，调节室温。

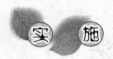

1. 准备　将清洁被服及用物按更换顺序置于推车上，推至床旁。向病人解释换单目的、方法，询问病人是否需要便器，以取得合作。关好门窗，移开桌椅。

2. 撤脏单铺干净大单、中单

（1）松开被尾，松开近侧各层被单，移枕至对侧床边，助病人翻身至对侧（背向护士）。

（2）将一次性脏中单及脏大单卷于病人身下，扫净棉褥。

（3）将清洁大单的中线与床中线对齐后展开，半幅塞入病人身下，另半幅自床头、床尾、中间，按顺序铺平拉紧呈斜角塞入床垫下，铺上一次性中单，另一半塞入病人身下，下垂的一次性中单塞于床垫下铺好。移枕，助病人侧卧于铺好的一边，面向护士。转向床的另一侧，将污中单和污大单卷起放于污袋内，扫净床褥，拉出洁净大单铺好，用同样方法铺好一次性中单，助病人仰卧于床正中。

3. 撤脏被套、套净被套　松开被筒拉出棉胎头端使呈"S"于床尾，展开净被套将尾端打开1/3或1/2，然后将棉胎套入清洁被套内，卷出污被套放入污袋内，叠成被筒，被尾向内折叠与床尾齐。

4. 换枕套　一手托起病人头颈，一手迅速将枕头取出，在床尾换毕并置于病人头下，中线对正床中线，开口背门。

5. 整理　助病人取舒适卧位，桌、椅归位，整理好床单元，开窗通风。将污被单送污物室，洗手。

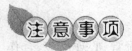

1. 床铺应符合实用、耐用、舒适、安全、美观的原则；大单、被套、枕套应做到平、整、紧、实、美。

2. 动作轻稳，避免抖动、拍打等动作，以免微生物传播。

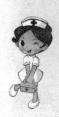

3. 更换大单、被套时注意病人保暖及防止坠床。

4. 操作过程中及时询问患者有无不适症状,并密切观察病情变化,指导并鼓励病人协助完成操作。

5. 应用省时、节力原则,避免多余无效动作,减少走动次数。

卧有病人床更换床单法评分标准

| 项目 | 内容 | 技术操作要求 | 分值 | 扣分原因 | 得分 |
|---|---|---|---|---|---|
| 素质要求6分 | 报告内容 | 语言流畅,态度和蔼,面带微笑 | 2 | | |
| | 仪表举止 | 仪表大方,举止端庄,轻盈矫健 | 2 | | |
| | 服装服饰 | 服装鞋帽整洁,头发、着装符合要求 | 2 | | |
| 操作前准备10分 | 病人 | ·评估病人状况,解释该项操作的相关事项,征得病人同意使之愿意合作<br>·询问是否需要使用便器 | 3 | | |
| | 环境 | ·评估环境:病室内无病人治疗或进餐(口述)<br>·酌情关闭门窗(口述) | 2 | | |
| | 用物 | 用物准备齐全,物品折叠规范、整齐,放置顺序正确,置于治疗车上,摆放合理美观 | 3 | | |
| | 护士 | 修剪指甲、洗手(此步骤开始计时)、戴口罩 | 2 | | |
| 操作步骤76分 | 核对解释 | ·携用物至病床旁,核对病人<br>·做好解释工作 | 2<br>1 | | |
| | 移开床旁桌椅 | ·移开床旁桌,距床边 20 cm<br>·床旁椅移至床尾中间处,距床尾 15 cm<br>·将清洁各单放于床尾椅上 | 1<br>1<br>1 | | |
| | 松被扫单 | ·松开床尾盖被,酌情拉起对侧床档<br>·协助病人翻身侧卧,枕头移向对侧<br>·松开近侧各层床单<br>·将污中单向上卷塞于病人身下<br>·扫净橡胶中单并搭于病人身上<br>·将污大单向上卷塞于病人身下<br>·采用湿式方法扫净褥垫 | 1<br>2<br>1<br>1<br>2<br>1<br>2 | | |
| | 铺近侧单 | ·将清洁大单中线与床中线对齐展开<br>·将对侧半幅大单向下(内)卷塞于病人身下<br>·近侧半幅按床头、床尾、中部的顺序先后拉紧铺好,塞于床垫下,表面平整,无皱褶<br>·大单包斜角,手法规范,四角平整,无松散<br>·放平橡胶中单,铺中单<br>·对侧半幅中单塞于病人身下<br>·近侧中单同橡胶单一并拉紧塞于床垫下,表面平整、无皱褶 | 1<br>2<br>3<br>2<br>1<br>1<br>2 | | |

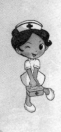
| 项目 | 内容 | 技术操作要求 | 分值 | 扣分原因 | 得分 |
|---|---|---|---|---|---|
| 操作步骤 76 分 | 改变卧位 | • 移枕至近侧<br>• 协助病人翻身侧卧于清洁一侧<br>• 酌情拉起近侧床档,放下对侧床档 | 1<br>2<br>1 | | |
| | 铺对侧单 | • 松开对侧各层床单<br>• 将污中单向上卷,取出放污物袋内<br>• 扫净橡胶中单搭于病人身上<br>• 将污大单向上卷从病人身下取出,放污物袋内<br>• 采用湿式方法扫净床褥<br>• 自病人身下将清洁大单展开铺好,表面平整、紧实、无皱褶<br>• 大单包角手法规范,四角平整,无松散<br>• 铺好橡胶中单与中单一并拉紧塞于床垫下,表面平整、无皱褶 | 1<br>1<br>2<br>1<br>2<br>3<br><br>2<br>2 | | |
| | 病人卧 | • 移枕于床正中,协助病人平卧 | 2 | | |
| | 更换被套 | • 松开被筒,解开被套系带<br>• 取出毛毯<br>• 取清洁被套,铺于病人身上,较少暴露病人<br>• 一手伸入清洁被套内,抓住被套和毛毯上端一角,翻转清洁被套,用同样方法翻转另一角<br>• 整理被头端,向下拉平毛毯和被套,毛毯平整,同时撤污被套,放污物袋内<br>• 系好被套系带<br>• 将被折成筒状,被筒对称,两边与床沿齐,被尾整齐<br>• 中线正,内外无皱褶 | 1<br>3<br>2<br>3<br><br>4<br><br>1<br>4<br>4 | | |
| | 更换枕套 | • 取出枕芯,换枕套<br>• 整理枕头,四角充实<br>• 枕套开口背门,放于病人头下 | 1<br>1<br>2 | | |
| | 协助整理 | 协助病人取舒适卧位,移回床旁桌椅,整理床单位,报告操作结束(计时毕) | 2 | | |
| 综合评价 8 分 | 熟练程度 | 程序正确,动作规范,操作熟练,手法轻稳,运用节力原则,无多余往返,无零碎动作 | 4 | | |
| | 人文关怀 | 护患沟通有效,解释符合临床实际,操作过程未暴露病人,注意保护病人隐私,体现人文关怀 | 4 | | |
| 操作用时 | | 10 分钟 | | | |

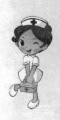

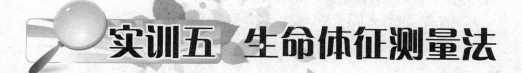

# 实训五　生命体征测量法

## 第一节　体温、脉搏、呼吸测量法

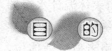

动态监测体温、脉搏、呼吸的变化,判断体温、脉搏、呼吸有无异常,协助临床诊断。

### 工作情景与任务

王先生,40岁,身高180 cm,体重80 kg,因心悸、胸闷、头痛、肌肉关节痛、食欲减退,加重一周入院。作为值班护士,为病人测量生命体征。

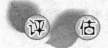

1. 患者30分钟内无进食、喝冷热饮料、运动、冷热疗法,如果有应间隔30分钟再测。
2. 环境安静、舒适。

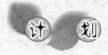

1. 护士准备　衣帽整洁、洗手、戴口罩。
2. 病人准备　患者了解测量体温、脉搏、呼吸的目的、方法、配合要点及注意事项,测量前30分钟内无剧烈运动、紧张或恐惧等影响测量值的因素。

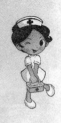

3. 用物准备

(1) 治疗车上层:治疗盘内置盛有清洁体温计的干燥容器一个,盛有消毒液的容器一个,浸有消毒液纱布的弯盘、记录本、笔及有秒针的表,若测量肛温另外备润滑油、棉签、卫生纸。治疗盘外置手消毒液。

(2) 治疗车下层:医疗垃圾桶、生活垃圾桶。

4. 环境准备 光线充足,安静、整洁。测量肛温环境隐蔽。

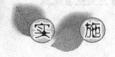

1. 准备 洗手、戴口罩→备齐、检查用物,查体温计有无破损及甩至 35℃以下→携至床边核对患者,向患者解释操作的目的、方法及配合事项。了解有无影响体温、脉搏、呼吸测量值的因素。

2. 测量体温

(1) 口腔温度:协助患者取仰卧位、侧卧位、半坐卧位、端坐位→将口表体温计水银端斜放于舌下热窝处,嘱患者闭唇含住口表,勿用牙咬体温计,用鼻呼吸→测量 3 分钟,擦净体温计,正确读数,获得准确的测量结果→再次核对患者身份→协助患者取舒适体位,为患者整理衣物,床单位→将体温计浸泡于盛有消毒液的容器中。

(2) 腋下温度:协助患者取仰卧位、侧卧位、半坐卧位、端坐位→擦干腋窝,将腋表体温计放于腋窝处,嘱病人夹紧体温计,紧贴皮肤,屈臂过胸→测量 10 分钟,擦净体温计,正确读数,获得准确的测量结果→再次核对患者身份→协助患者整理衣物,床单位→将体温计浸泡于盛有消毒液的容器中。

(3) 肛门温度:协助患者取俯卧位、侧卧位→暴露测量部位便于测量,必要时屏风遮挡→润滑肛表水银端便于测量,必要时屏风遮挡→轻轻插入肛门 3～4 cm(婴儿 1.25 cm,幼儿 2.5 cm),固定肛表→测量 3 分钟,用消毒纱布擦净体温计,正确读数,获得准确的测量结果→再次核对患者身份→协助患者整理衣物,床单位→将体温计浸泡于盛有消毒液的容器中。

3. 测量脉搏 协助患者取舒适体位→以示指、中指、无名指的指端放在桡动脉搏动处,压力大小以能清晰触及脉搏波动为宜→若触摸不清可用听诊器测心率。注意脉搏的节律、强弱、动脉管壁的弹性、紧张度→一般情况测量 30 秒,将所测得的数值乘以 2 即可。异常情况,脉搏异常、危重患者测量 1 分钟→再次核对患者身份协助患者取舒适体位,为患者整理衣物、床单位。

4. 测量呼吸 协助患者取舒适体位→将测量脉搏的手继续放在动脉搏动处,眼睛观察患者胸腹起伏(一起一伏是一次呼吸)计数呼吸的频率,观察呼吸的节律、深浅度、音响以及有无呼吸困难等,分散患者注意力→让患者处于自然呼吸的状态(一般情况测量 30秒),将所测得的数值乘以 2 即可。异常呼吸、婴幼儿或危重患者测量 1 分钟→危重患者

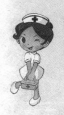

呼吸微弱不易观察时,可用少许棉花纤维置于患者鼻孔前,观察棉花纤维被吹动起伏的次数即可→再次核对患者身份。

5. 取适量手消毒液,消毒双手→告知患者测量结果及相关注意事项,异常时做出合理解释,感谢患者合作→垃圾分类处理,接触过患者的放入医用垃圾桶,未接触患者的放入生活垃圾桶→洗手,脱口罩→将测量结果正确绘制于体温单。

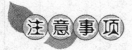注意事项

1. 心血管疾病、大手术及危重患者测脉搏、呼吸时计数 1 分钟。

2. 进食冷热食物或热坐浴、灌肠,应 30 分钟后测口温、肛温。

3. 剧烈运动应休息,安静后再做检查。

4. 发现异常,认真倾听病人主诉,给予解释、安慰,及时处理。

体温、脉搏、呼吸测量评分标准

| 项目 | | 要求 | 得分 | 扣分原因 | 得分 |
|---|---|---|---|---|---|
| 素质要求(5分) | | 服饰、鞋帽整洁<br>仪表大方,举止端庄<br>语言柔和恰当,态度和蔼可亲 | 1<br>2<br>2 | | |
| 评估(4分) | | 病情、影响因素、心理状况、合作程度等<br>核对 | 2<br>2 | | |
| 操作前准备(6分) | 护士 | 洗手,戴口罩 | 2 | | |
| | 环境 | 环境舒适 | 2 | | |
| | 用物 | 用物齐全,放置合理 | 2 | | |
| 操作过程(56分) | 病人准备 | 用物推至床旁放在合适位置<br>核对、解释、取得配合<br>选择合适体位 | 1<br>4<br>2 | | |
| | 测量体温 | 选择测量部位<br>再次检查体温计是否在 35 ℃以下<br>体温计放置位置、方法准确<br>嘱病人注意事项及测量时间 | 5<br>3<br>5<br>5 | | |
| | 测量脉搏 | 测量部位、方法正确<br>计数时间符合要求<br>测量数值准确,误差小于 4 次/分 | 6<br>4<br>4 | | |
| | 测量呼吸 | 测量方法正确<br>计数时间符合要求<br>测量数值准确,误差小于 4 次/分 | 2<br>2<br>2 | | |
| | 记录 | 记录脉搏、呼吸数值、方法准确<br>检视体温计方法准确<br>记录体温数值准确 | 4<br>4<br>3 | | |

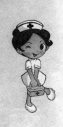
| 项目 | 要求 | 得分 | 扣分原因 | 得分 |
|---|---|---|---|---|
| 操作后<br>(18分) | 协助病人取舒适卧位,整理床单位,洗手<br>体温计消毒方法正确<br>绘制体温单;符号、颜色、连接正确 | 6<br>5<br>7 | | |
| 评价<br>(11分) | 动作优雅、稳重、安全<br>关爱病人,沟通有效<br>结果准确,绘制符号正确,清洁美观<br>操作时间<5分钟 | 2<br>2<br>5<br>2 | | |
| 关键缺陷 | 不关心病人、沟通障碍、测量部位及数值不准确、<br>绘制结果、符号不准确为不及格 | | | |

# 第二节　血压测量法

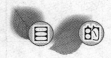

动态监测血压的变化,判断血压有无异常,协助临床诊断。

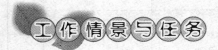

王先生,40岁,身高180 cm,体重80 kg,因心悸、胸闷、头痛、肌肉关节痛、食欲减退,加重一周入院。作为值班护士,为病人测量生命体征。

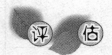

1. 患者30分钟内无进食、喝冷热饮料、运动、冷热疗法,如果有应间隔30分钟再测。
2. 环境安静、舒适。

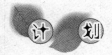

1. 护士准备　衣帽整洁、洗手、戴口罩。
2. 病人准备　患者了解测量血压的目的、方法、配合要点及注意事项,测量前30分

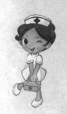

钟内无剧烈运动、紧张或恐惧等影响血压的因素。

3. 用物准备

(1) 治疗车上层：治疗盘内置血压计、听诊器、记录本和笔，治疗盘外置手消毒液。

(3) 治疗车下层：医疗垃圾桶、生活垃圾桶。

4. 环境准备 光线充足，安静、整洁。

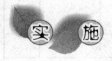

1. 准备 备齐用物推治疗车至床边→核对患者身份→解释配合要点。

2. 肱动脉测量 患者取仰卧位或坐位，保持测量肢体与心脏同一水平（仰卧位平腋中线，坐位平第四肋）→卷袖露臂，掌心向上，肘部伸直→放置血压计，打开水银开关→缠绕袖带，放尽袖带内空气，将袖带橡胶管向下正对肘窝，袖带下缘在距离肘窝 2～3 cm 处平整地缠于上臂，松紧以放入一指为宜→置听诊器（触及肱动脉搏动，将听诊器置于肱动脉搏动处）→平稳充气，关闭气门，均匀充气至肱动脉搏动音消失再升高 20～30 mmHg→缓慢放气，以每秒 4 mmHg 的速度缓慢放气，视线与汞柱保持同一水平→听读血压值，听到第一声搏动音时水银所指的刻度数值即为收缩压，搏动音突然减弱或消失时水银柱所指的刻度数值即为舒张压→排气取带，测量后排尽袖带内余气，取下袖带，将血压计盒盖右倾 45°使水银全部流回水银槽内，关闭水银槽开关，整理血压计→再次核对患者身份→协助患者取舒适体位，为患者整理衣服、床单位→消毒双手→告知患者测量结果及注意事项，异常时作出合理解释，感谢患者配合→垃圾分类处理→洗手，脱口罩，记录。

3. 腘动脉测量 患者取仰卧位、俯卧位或侧卧位→卷裤露腿，协助患者卷裤或脱去一侧裤子，漏出测量部位放置血压计，打开水银开关→缠绕袖带，放尽袖带内空气，将袖带橡胶管向下正对腘窝，袖带下缘在距离腘窝 3～5 cm 处平整得缠于大腿下部，松紧以放入一指为宜→置听诊器（触及腘动脉搏动，将听诊器置于腘动脉搏动处）→其余同肱动脉血压测量→洗手，脱口罩，记录（注明下肢血压）。

4. 重复测 当血压听不清或异常时，应分析排除外界因素（刚剧烈运动过、刚情绪激动过、被测手臂过高或过低、血压计位置不平、胸件位置不对、水银槽未开、袖带过松或宽窄不当等），然后将袖带内气体驱尽，使汞柱降至零点，稍等片刻后再测量。

5. 袖带消毒 常用甲醛熏蒸、戊二醛灭菌柜、臭氧等消毒方法。

注 意 事 项

1. 长期观察血压者，做到固定时间、体位、部位及血压计。

2. 剧烈运动应休息，安静后再做检查。

3. 发现异常，认真倾听病人主诉，给予解释、安慰，及时处理。

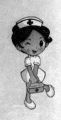 

测量血压法评分标准

| 项 目 | | 内 容 | 分值 | 扣分原因 | 得分 |
|---|---|---|---|---|---|
| 素质要求(5分) | | 服饰、鞋帽整洁<br>仪表大方,举止端庄<br>语言柔和恰当,态度和蔼可亲 | 1<br>2<br>2 | | |
| 评估(4分) | | 病情、影响因素、心理状况、合作程度等<br>核对 | 2<br>2 | | |
| 操作前准备(8分) | 护士 | 洗手,戴口罩 | 2 | | |
| | 环境 | 环境舒适 | 2 | | |
| | 用物 | 用物齐全<br>检查血压计、听诊器 | 2<br>2 | | |
| 操作过程(65分) | 病人准备 | 核对、解释<br>病人安静<br>选择合适体位<br>测量部位准确 | 2<br>4<br>6<br>4 | | |
| | 测量血压 | 打开血压计<br>缠袖带位置、方法正确、松紧适宜<br>听诊器放置位置正确<br>打气速度均匀平稳<br>放气速度均匀平稳<br>一次听清血压数值,误差小于4 mmHg | 4<br>6<br>5<br>5<br>5<br>15 | | |
| | 整理记录 | 取下袖带<br>整理袖带<br>记录所测血压数值,方法正确 | 2<br>4<br>3 | | |
| 操作后(11分) | | 整理病人衣袖,协助病人取舒适卧位<br>整理床单位<br>用物处理符合要求<br>洗手,记录方法正确 | 3<br>2<br>2<br>4 | | |
| 评价(7分) | | 动作优雅、稳重、安全<br>关爱病人,沟通有效<br>结果准确,绘制符号正确,清洁美观<br>操作时间<5分钟 | 2<br>2<br>1<br>2 | | |
| 关键缺陷 | | 不关心病人、沟通障碍、测量部位及数值不准确、误差在10 mmHg以上为不及格 | | | |

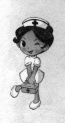

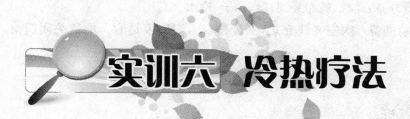

# 实训六 冷热疗法

## 第一节 冰袋的使用

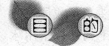

**目的**

降温、镇痛、止血、局部消肿、抑制炎症扩散。

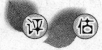

**工作情景与任务**

**导入情景：**

王女士,23岁,因走路时不慎扭伤了踝关节3小时,目前来医院就诊。

**工作任务：**

1. 护士应为其如何处理?

2. 使用冰袋时的注意事项。

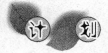

**评估**

1. 病人目前的病情,自理程度、合作程度、全身情况及患肢局部情况。

2. 患者伤口敷料是否干燥,有无渗出。

3. 患者患侧肢体的感觉、运动、皮肤温度等。

**计划**

1. 护士准备 衣帽整洁、洗手、戴口罩。

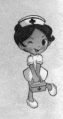

2. 病人准备　向病人及家属解释用冷的目的、操作过程及配合的相关内容。

3. 用物准备

治疗盘内备：冰袋、冰囊及布套、毛巾。

治疗盘外备：冰块、帆布袋、脸盆、锤子、冷水、勺。

4. 环境准备　病室光线充足，安静、整洁，温湿度适宜。酌情关闭门窗，避免空气对流。

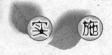

1. 准备　备齐用物，推治疗车至床旁（患者右侧）→核对、解释→洗手、戴口罩→协助患者取舒适体位→将冰装入帆布袋内（要点：先用锤子将冰块敲碎成小块，放入盆中。用冷水冲去棱角，装冰 1/2～2/3 满。排气后将冰袋口夹好。擦干，倒提，查无漏水，装入布套内）。

2. 放置冰袋　将冰袋放置在所需部位（高热降温时冰袋置于前额、头顶部或体表大血管处：颈部、腹股沟等处。扁桃体摘除术后可将冰袋置于颈前颌下。下列部位禁用冰袋：枕后、耳郭、阴囊、心前区、腹部、足底）→观察处理（用冷时询问病人的感觉，观察局部皮肤颜色）。

3. 撤除冰袋　使用完毕取下冰袋，洗手→脱口罩→记录→整理床单位→宣教（饮食指导）协助患者取舒适体位→冰袋使用完毕，立即倒去冰块，吹气倒挂以备用→洗手→脱口罩→记录（降温后应将体温记录在体温单上）→整理床单位。

## 注意事项

1. 观察用冷部位皮肤状况，防止冻伤，倾听患者主诉，若有苍白、青紫、灰白、颤抖、疼痛或有麻木感须立即停止使用。

2. 注意随时观察冰袋、冰囊有无漏水，布套湿后应立即更换。冰融化后，应及时更换。

3. 使用时间一般为 10～30 分钟或遵医嘱执行。

4. 下列部位禁用冰袋：枕后、耳郭、阴囊、心前区、腹部、足底。

5. 降温的同时可在足心置热水袋，减轻脑组织充血，促进散热，增加舒适感。

6. 如用以降温，冰袋使用后 30 分钟需测体温，当体温降至 39 ℃以下，应取下冰袋并在体温单上做好记录。

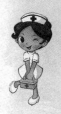

**冰袋使用评分标准**

| 项目 | 内容 | 技术操作要求 | 分值 | 扣分原因 | 得分 |
|---|---|---|---|---|---|
| 素质要求<br>5分 | 素质<br>内容 | ·报告参赛号码和比赛项目<br>·语言流畅,态度和蔼,面带微笑<br>·仪表端庄,服装整洁 | 2<br>2<br>1 | | |
| 评估<br>7分 | 查对<br>解释 | ·查对患者、解释说明目的,取得合作<br>·评估病人病情、意识状态及合作程度,评估患者置冰袋部位皮肤情况<br>·评估患者近期体温与治疗及耐受程度<br>·环境清洁舒适,适宜操作 | 2<br>2<br><br>2<br>1 | | |
| 操作<br>前准备<br>5分 | 用物<br>准备 | ·六步洗手、戴口罩<br>·用物:治疗盘内备冰袋、冰囊及布套、毛巾。治疗盘外备冰块、帆布袋、脸盆、锤子、冷水、勺 | 1<br>4 | | |
| 操作流程<br>36分 | 冰袋<br>使用 | ·携用物置床旁,再次查对床号、姓名<br>·协助患者取舒适卧位<br>·治疗盘放于方便取用处<br>·冰块大小合适、无棱角<br>·冰袋内装入冰块量至1/2～2/3满<br>·排尽空气,夹紧袋口,擦干倒提检查无漏水<br>·布套包裹<br>·冰袋置于所需冷敷部位<br>·观察、巡视、及时更换,说明注意事项<br>·告知患者操作完毕,询问患者感受,协助患者取舒适卧位,爱护体贴病人,整理床单位<br>·口述:整理用物,洗手并记录 | 2<br>2<br>2<br>4<br>4<br>4<br>2<br>5<br>8<br>2<br><br>1 | | |
| 操作<br>流程<br>22分 | 冰袋<br>保管 | ·报告:冰袋使用完毕,撤除冰袋<br>·使用完毕,协助病人躺卧舒适<br>·将袋内冰水倒净,倒挂晾干<br>·吹入空气少许,夹紧袋口<br>·冰袋布套放污衣袋内送洗 | 2<br>5<br>5<br>5<br>5 | | |
| 操作后处理10分 | 整理<br>用物 | ·按规定处理用物(在治疗车上处置合理即可)<br>·六步洗手、脱口罩,做好记录(降温者30分钟后测体温)(口述) | 5<br>5 | | |
| 综合评价10分 | 整体<br>素质 | ·与病人交谈时,态度和蔼,语言文明<br>·动作轻巧、准确<br>·操作规范、熟练,没有表演痕迹 | 2<br>1<br>2 | | |
| 操作用时5分 | | 5分钟 | | | |

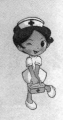

# 第二节 热水袋的使用

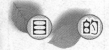

保暖、解痉、镇痛、舒适。

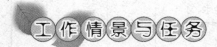

**导入情景:**

患者王某,男,48岁,农民,捕鱼时不慎被锈钉扎进脚底,当时未做处理。一个月之后患者高热不退,任何轻微刺激都会发生抽搐,当地医院治疗无效转入上级医院,医生诊断:"破伤风"。患者处于昏迷状态,为了防止患者受凉,需为其使用热水袋进行保暖。

**工作任务:**

护士能够正确使用热水袋。

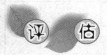

1. 病人目前的病情、意识、年龄、活动能力、对热的敏感性和耐受力、有无感觉迟钝或障碍。

2. 病人的全身皮肤情况及询问有无乙醇过敏史。

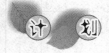

1. 护士准备　衣帽整洁,修剪指甲、洗手、戴口罩。

2. 病人准备　知晓正确使用热水袋的方法、目的、部位,体位舒适,能主动合作。

3. 用物准备

治疗盘内备:热水袋及布套、水温计、毛巾。

治疗盘外备:水盆内盛热水(水温60～70℃)。

4. 环境准备　病室光线充足,安静、整洁,温湿度适宜,无对流风直吹病人,酌情关闭门窗。

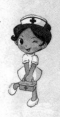

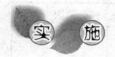

1. 准备 推治疗车至床旁(患者右侧)→核对、解释→洗手、戴口罩→协助患者取舒适体位→检查热水袋有无破损→调节水温至 60～70 ℃(水温的选择:清醒合作者,水温60～70 ℃;意识或精神障碍、感觉迟钝、老年、婴幼儿、麻醉未清醒者,水温 50 ℃内,热水袋布套外再包一块大毛巾)→灌热水至 1/2～2/3 容量,排尽袋中空气,塞紧袋盖,检查有无漏水。

2. 放热水袋至所需部位→询问患者感受,观察患者反应(发现皮肤潮红或感觉疼痛,立即停止使用)→悬挂热水袋使用标志(治疗时间不宜超过 30 分钟,以防发生不良反应。热水袋切不可直接接触患者皮肤。热水袋使用毕,应倒挂晾干后,阴凉处放置。)→整理记录(每 15 分钟巡视患者一次,询问患者的感受。观察患者的体温,四肢末梢循环及局部皮肤的颜色。记录热水袋使用时间、水温、异常及处理措施和效果)。

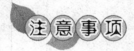

1. 使用热水袋时要经常巡视,严格执行交接班,观察局部皮肤,防止烫伤,如发现局部皮肤潮红、疼痛,应立即停止使用,并在局部涂凡士林以保护皮肤。

2. 若病人需持续用热保暖,护士要严格交接班,及时更换热水。

3. 小儿、老年人、昏迷、麻醉未醒者、末梢循环不良、感觉迟钝等病人,应用热水袋时,水温应调节在 50 ℃以内,热水袋套外再包大毛巾,以免烫伤。

### 热水袋使用评分标准

| 项目 | 内容 | 技术操作要求 | 分值 | 扣分原因 | 得分 |
|---|---|---|---|---|---|
| 素质要求<br>5分 | 素质<br>内容 | • 报告参赛号码和比赛项目<br>• 语言流畅,态度和蔼,面带微笑<br>• 仪表端庄,服装整洁 | 2<br>2<br>1 | | |
| 评估<br>7分 | 查对<br>解释 | • 查对患者、解释说明目的,取得合作<br>• 了解病人病情、意识状态及合作程度,对热的敏感性和耐受力、有无感觉迟钝或障碍<br>• 评估全身皮肤情况<br>• 环境清洁舒适,适宜操作 | 2<br>2<br><br>2<br>1 | | |
| 操作前准备5分 | 用物准备 | • 六步洗手,戴口罩<br>• 治疗盘内备:热水袋及布套,水温计,毛巾<br>　治疗盘外备:水盆内盛热水(水温 60～70 ℃) | 1<br>4 | | |

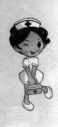

续表

| 项目 | 内容 | 技术操作要求 | 分值 | 扣分原因 | 得分 |
|---|---|---|---|---|---|
| 操作流程<br>50分 | 热水袋<br>的使用 | ·携用物置床旁,再次查对床号、姓名<br>·协助患者取舒适卧位<br>·治疗盘放于方便取用处<br>·根据病情调节水温<br>·灌热水入袋内1/2~2/3满<br>·排尽空气,拧紧塞子,擦干倒提,检查无漏水<br>·布套包裹<br>·置热水袋于所需热敷部位<br>·观察、巡视、及时更换,交代注意事项<br>·告知患者操作完毕,询问患者感受,协助患者<br>取舒适卧位,爱护体贴病人,整理床单位<br>·口述:整理用物,洗手并记录 | 3<br>3<br>2<br>5<br>5<br>5<br>5<br>5<br>10<br>5<br><br>2 | | |
| 操作流程<br>22分 | 热水袋<br>的保管 | ·报告:热水袋使用完毕,撤除热水袋<br>·使用完毕,协助病人躺卧舒适<br>·将袋内冰水倒净,倒挂晾干<br>·吹入空气少许,拧紧塞子<br>·热水袋布套放污衣袋内送洗 | 2<br>5<br>5<br>5<br>5 | | |
| 操作后处<br>理6分 | 整理<br>用物 | ·按规定处理用物(在治疗车上处置合理即可)<br>·六步洗手,脱口罩,做好记录(口述) | 4<br>2 | | |
| 综合评价<br>5分 | 整体<br>素质 | ·与病人交谈时,态度和蔼,语言文明<br>·动作轻巧,准确<br>·操作规范,熟练,没有表演痕迹 | 2<br>1<br>2 | | |
| 操作用时 | | 3分钟 | | | |

# 第三节　乙醇(温水)拭浴法

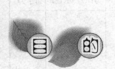

为高热者降温。

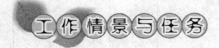

**导入情景:**

　　王某,女,70岁,高血压病史10年。近日,因受凉出现发热、咳嗽、咳痰,气促3天,入院就诊。查体:体温:39.5℃,呼吸:32次/分,脉搏:130次/分,血压:150/90 mmHg。患

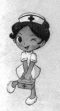

者主诉头痛,全身无力。门诊医生接收患者于留观室观察。医嘱:乙醇拭浴 1 次。

**工作任务:**

护士能够正确使用乙醇(温水)拭浴法为患者降温。

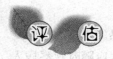

1. 评估患者的年龄、病情、治疗及意识状态。

2. 患者目前的体温及局部皮肤情况。

3. 患者对乙醇拭浴操作的认识及合作情况。

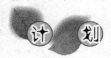

1. 护士准备　衣帽整洁、洗手、戴口罩。

2. 病人准备　向病人及家属解释冷疗的方法,排空大小便,体位舒适,主动配合。

3. 用物准备

治疗盘内备:脸盆内盛 25%～35%乙醇 200～300 ml,温度 27～37 ℃;脸盆内温水盛 2/3 满,水温 32～34 ℃。

治疗盘外备:大毛巾、小毛巾 2 块、热水袋及布套、冰袋及布套、清洁衣裤、酌情备大单、被套、便盆及便盆巾等。

4. 环境准备　病室光线充足,安静、整洁,无异味,根据需要遮挡病人。

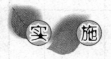

1. 准备　推治疗车至床旁(患者右侧)→核对、解释→洗手、戴口罩→协助患者取舒适卧位→协助患者脱去上衣,松解裤带→将冰袋置于头部,热水袋放置于足底。

2. 拭浴　暴露拭浴部位,将小毛巾放入乙醇溶液中浸,以离心方向拍拭→拍拭上肢→拍拭背部→拍拭下肢(先拍近侧后远侧;每侧肢体或背部拍拭 3 分钟,全过程需要时间 30 分钟。)拍拭顺序:①双上肢:颈外侧→上臂外侧→前臂外侧→手背;侧胸→腋窝→上臂内侧→肘窝→前臂内侧→掌心。②背部:协助病人侧卧→拍拭背部→腰部(协助病人侧卧、穿衣、脱裤)。③双下肢:髋部→下肢外侧→足背;腹股沟→大腿内侧→内踝;股部→大腿后侧→腘窝→足跟(协助病人穿裤)。

3. 撤除热水袋,整理记录。

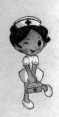 

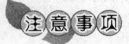

1. 拭浴前,头部置冰袋以助降温,并防止头部充血而致头痛;热水袋置足底,以促进足底血管扩张而减轻头部充血,并使病人感到舒适。

2. 拭浴时,以拍拭(轻拍)方式进行,避免用摩擦方式,因摩擦易生热。

3. 拭浴的全过程不宜超过 20 分钟,以防止继发效应。拭浴过程中,应随时观察病人情况,如出现寒战、面色苍白、脉搏及呼吸异常时,应立即停止,及时处理并通知医生,注意病人的耐受性,拭浴后,应注意观察病人的皮肤表面有无发红、苍白、出血点、感觉异常。

4. 拭浴时,在腋窝、腹股沟、腘窝等血管丰富处,稍用力并延长停留时间,以促进散热。

5. 禁忌拍拭后颈部、胸前区、腹部和足心部位,以免引起不良反应。

6. 新生儿、血液病病人及乙醇过敏者禁用乙醇拭浴。

乙醇拭浴法评分标准

| 项目 | 内容 | 技术操作要求 | 分值 | 扣分原因 | 得分 |
|---|---|---|---|---|---|
| 素质要求 5分 | 素质 内容 | · 报告参赛号码和比赛项目<br>· 语言流畅,态度和蔼,面带微笑<br>· 仪表端庄,服装整洁 | 2<br>2<br>1 | | |
| 评估 7分 | 查对 解释 | · 查对患者、解释说明目的,取得合作<br>· 评估病人病情、意识状态及合作程度<br>· 评估患者目前体温与局部皮肤情况<br>· 环境清洁舒适,适宜操作 | 2<br>2<br>2<br>1 | | |
| 操作前准备5分 | 用物准备 | · 六步洗手,戴口罩<br>· 用物:治疗盘内备:脸盆内盛 25%～35%乙醇 200～300 ml,温度 27～37 ℃;脸盆内温水盛 2/3 满,水温 32～34 ℃<br>治疗盘外备:大毛巾、小毛巾 2 块、热水袋及布套、冰袋及布套、清洁衣裤、酌情备大单、被套、便盆及便盆巾等 | 1<br>4 | | |
| 操作流程 50分 | 拭浴 上身 | · 携用物置床旁,再次查对床号、姓名<br>· 协助患者取舒适卧位<br>· 治疗盘放于方便取用处<br>· 松被,放冰袋,热水袋于正确位置<br>· 协助患者脱去上衣,松解裤带<br>· 拭浴左上肢方法顺序正确,时间合适<br>· 拭浴右上肢方法顺序正确,时间合适<br>· 拭浴背部方法顺序正确,时间合适<br>· 帮助患者穿衣 | 2<br>2<br>2<br>5<br>5<br>10<br>10<br>10<br>4 | | |

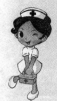

| 项目 | 内容 | 技术操作要求 | 分值 | 扣分原因 | 得分 |
|---|---|---|---|---|---|
| 操作流程<br>20分 | 拭浴<br>下肢 | ·协助患者脱裤。拭浴左下肢方法顺序正确,时间合适<br>·拭浴右下肢方法顺序正确,时间合适<br>·帮助病人穿裤<br>·移去热水袋,保留冰袋 | 5<br><br>5<br>5<br>5 | | |
| 操作后处理8分 | 整理<br>用物 | ·按规定处理用物(在治疗车上处置合理即可)<br>·六步洗手,脱口罩,做好记录。拭浴30分钟测体温(体温降至39℃以下撤去冰袋)(口述) | 3<br>5 | | |
| 综合评价<br>5分 | 整体<br>素质 | ·与病人交谈时,态度和蔼,语言文明<br>·动作轻巧,准确<br>·操作规范,熟练,没有表演痕迹 | 2<br>1<br>2 | | |
| 操作用时 | | 10分钟 | | | |

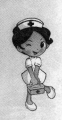
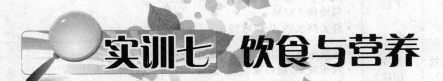

# 鼻饲法

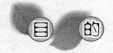

对不能自行经口进食的病人以鼻胃管供给食物和药物,以满足病人营养和治疗的需要。

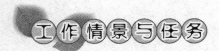

**导入情景:**

李奶奶,72岁,因脑出血昏迷入院,为维持其营养需要,护士需为其鼻饲给予鼻饲饮食。

**工作任务:**

1. 护士要确保胃管能安全顺利插入胃内。

2. 熟练掌握置胃管的注意事项。

3. 做好鼻饲者的常规护理。

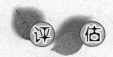

1. 病人目前的病情及治疗情况。

2. 病人的心理状态与合作程度,既往是否接受过类似的治疗,是否紧张,是否了解插管的目的,是否愿意配合和明确如何配合插管等。

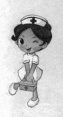

3. 病人鼻腔黏膜有无肿胀、出血、炎症,鼻中隔有无偏曲等,有无鼻息肉等。

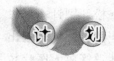

1. 护士准备　衣帽整洁、洗手、戴口罩。

2. 病人准备　向病人及家属解释插管的目的、操作过程及配合的相关内容,戴眼镜或有义齿者操作前应取下,妥善放置。

3. 用物准备

(1) 插管治疗盘:治疗碗、一次性胃管(末端有塞子)、止血钳或镊子1把、纱布、治疗巾、弯盘、50 ml注射器、温开水适量、鼻饲液(38～40 ℃)、压舌板、液状石蜡油、棉签、胶布、安全别针、听诊器、记录单、笔。

(2) 拔管治疗盘:弯盘、手套、纱布、棉签、松节油。

(3) 治疗车:洗手液、锐器盒、医疗垃圾桶、生活垃圾桶。

4. 环境准备　病室光线充足,安静、整洁,无异味,根据需要遮挡病人。

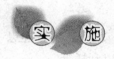

1. 准备　推治疗车至床旁(患者右侧)→核对、解释→戴口罩→协助患者取半坐位或坐位(昏迷患者取平卧位)→将毛巾围于患者颌下→将大治疗盘端至床旁桌上→用棉签蘸温开水擦净鼻腔→准备胶布→取鼻饲包放治疗车上→打开鼻饲包→将一次性胃管和10 ml一次性注射器按无菌操作放入鼻饲包内→戴手套→取一弯盘置于病人口角旁→备石蜡油棉球于换药碗内→检查胃管是否通畅→测量插管长度→做好标记→润滑胃管(胃管插入长度:成人45～55 cm,婴幼儿14～18 cm)。

2. 插管　左手托住胃管,右手用血管钳夹胃管前端,沿选定侧鼻孔轻轻插入(嘱患者深呼吸)→当插至14～16 cm时,嘱患者做吞咽动作(如为昏迷患者,操作者左手托起患者头部,使下颌贴近胸骨柄)→嘱患者张口,查看胃管是否盘于口中→迅速将胃管插入所需长度→证实胃管在胃内(三种方法:①用注射器连接胃管抽出胃液;②将胃管开口端置入水中,无气泡溢出;③用注射器注入10 ml空气,同时用听诊器在胃部听到气过水声)→塞紧尾端塞子,放于口角旁的弯盘内→用胶布固定胃管于鼻翼。

3. 注食　取50 ml注射器→先注10～20 ml温开水→再抽取流质食物,缓缓注入(每次不超过200 ml)→注毕,再注入少量温开水→将胃管末端抬高后塞上塞子→用纱布包好,橡皮圈固定→用胶布将胃管固定于同侧脸颊部→用别针将胃管末端固定于患者衣肩上或枕头上→撤下弯盘和毛巾,放于治疗车下层→将大治疗盘端回治疗车上。

4. 整理　脱手套→洗手→脱口罩→记录→协助病人取舒适体位→整理床单位→宣

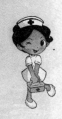

教(保护胃管,防止滑脱;咳嗽时不要用力过猛,可用手扶住胃管;翻身时不要压迫胃管;如有不适,请按信号灯)。

5. 拔管 核对、解释、戴口罩→铺毛巾于颌下→弯盘置于口角旁→松开别针→揭去固定胶布→戴手套→左手用纱布包裹近鼻孔处胃管→嘱患者深呼吸,当患者呼气时拔出胃管(边拔边用纱布擦胃管,至咽喉处快速拔出)→放入弯盘内(一次性胃管放入医疗垃圾袋中)→脱下手套→清洁面部及口鼻→擦尽胶布痕迹→协助患者漱口→擦干口唇→撤去弯盘和毛巾,放于治疗车下层→脱手套→协助患者取舒适体位→洗手→脱口罩→记录→整理床单位→宣教(饮食指导)。

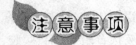

1. 插管动作应轻稳,特别是在通过食管三个狭窄处时(环状软骨水平处,平气管分叉处,食管通过膈肌处),以免损伤食管黏膜。

2. 在插管过程中病人出现恶心时应暂停片刻,嘱病人做深呼吸,以分散病人的注意力,缓解紧张,减轻胃肌收缩;如出现呛咳、呼吸困难提示导管误入气管,应立即拔管,休息片刻后重新插管;如果插入不畅时,切忌硬性插入,应检查胃管是否盘在口咽部,可将胃管拔出少许后再插入。

3. 插入胃管至 10～15 cm(咽喉部)时,若为清醒患者,嘱其做吞咽动作;若为昏迷患者,则用左手将其头部托起,使下颌靠近胸骨柄,加大咽部通道的弧度,以利插管。

4. 须经鼻饲管使用药物时,应将药片研碎,溶解后再灌入;新鲜果汁与奶液应分开注入,防止产生凝块。

5. 每次鼻饲量不超过 200 ml,间隔时间不少于 2 小时,温度 38～40 ℃,避免过冷或过热;避免注入速度过快,引起胃部不适;避免注入空气,引起腹胀。

6. 长期鼻饲者,应每天进行 2 次口腔护理,普通胃管应每周更换一次(晚上拔出,翌晨再由另一鼻孔插入),硅胶胃管每月更换一次。

7. 食管静脉曲张、食管梗阻的患者禁忌使用鼻饲法。

**置胃管评分标准**

| 项目 | 内容 | 技术操作要求 | 分值 | 扣分原因 | 得分 |
|---|---|---|---|---|---|
| 素质要求<br>3分 | 素质<br>内容 | • 报告参赛号码和比赛项目<br>• 语言流畅,态度和蔼,面带微笑<br>• 仪表端庄,服装整洁 | 1<br>1<br>1 | | |
| 评估<br>7分 | 查对<br>解释 | • 查对患者、解释说明目的,取得合作<br>• 了解病人病情、意识状态及合作程度,了解患者既往有无插管经历<br>• 评估患者鼻腔情况,包括鼻黏膜有无肿胀、炎症、鼻中隔偏曲、息肉,既往有无鼻部疾患等<br>• 环境清洁舒适,适宜操作 | 2<br>2<br>2<br>1 | | |

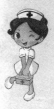

| 项目 | 内容 | 技术操作要求 | 分值 | 扣分原因 | 得分 |
|---|---|---|---|---|---|
| 操作前准备5分 | 用物准备 | • 六步洗手,戴口罩<br>• 插管用物:治疗盘内放治疗碗、胃管、镊子、纱布、治疗巾、压舌板、50 ml注射器、石蜡油、棉签、橡皮圈、别针、胶布、弯盘、一次性无菌医用手套、手电筒、医嘱本等<br>• 拔管用物品:治疗盘内放血管钳、纱布、治疗巾、弯盘 | 1<br><br>3<br><br><br><br>1 | | |
| 操作流程75分 | 插管 | • 携用物置床旁,再次查对床号、姓名<br>• 协助患者取适当卧位(半坐位或半卧位)<br>• 治疗盘放于方便取用处<br>• 确定剑突的位置<br>• 备胶布<br>• 将弯盘放于方便取用处<br>• 颌下铺治疗巾<br>• 清洁鼻孔<br>• 双手戴一次性无菌手套<br>• 检查胃管是否通畅<br>• 润滑胃管前段<br>• 测量胃管插入长度(从前发际至剑突下的长度),必要时以胶布粘贴做标记,相当于45～55 cm<br>• 左手托住胃管,右手持胃管前端,沿一侧鼻孔缓缓插入,到咽喉部时(大约15 cm),查看口腔,确认胃管未盘踞在口腔内后,嘱患者做吞咽动作,然后将胃管插至所需长度<br>• 暂用胶布固定于鼻翼<br>验证胃管是否在胃中(三种方法):抽吸,有胃液吸出(口述其余2种方法)<br>• 将胃管末端处理好<br>• 将胃管用胶布固定于耳垂<br>• 反折胃管末端<br>• 用纱布包好扎紧,再用别针固定于合适位置<br>• 注明插管时间、深度(口述)<br>• 告知患者操作完毕,询问患者感受,协助患者取舒适卧位,爱护体贴病人,整理床单位<br>• 口述:整理用物,洗手并记录 | 3<br>3<br>2<br>3<br>1<br>1<br>1<br>2<br>6<br>5<br>2<br>5<br><br><br>9<br><br><br><br><br><br>2<br>6<br><br>2<br>1<br>1<br>2<br>2<br>3<br><br><br>3 | | |
| | 拔管 | • 报告:根据医嘱,拔出胃管<br>• 携拔管用物置病人床旁,查对解释<br>• 将别针去掉<br>• 弯盘置病人口角旁,轻轻揭去固定的胶布<br>• 将胃管末端置于弯盘内<br>• 用纱布包裹近鼻孔处的胃管,边拔边用纱布擦胃管,拔到咽喉处时,嘱患者屏住呼吸,快速拔出,以免液体滴入气管<br>• 将拔出的胃管放在弯盘内,清洁病人的口鼻、面部、擦净胶布痕迹,妥善安置病人 | 1<br>2<br>1<br>1<br>1<br>2<br><br><br><br>2 | | |

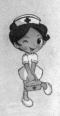 

| 项目 | 内容 | 技术操作要求 | 分值 | 扣分原因 | 得分 |
|---|---|---|---|---|---|
| 操作后处理5分 | 整理用物 | ·按规定处理用物(在治疗车上处置合理即可),脱手套<br>·六步洗手,脱口罩,做好记录(口述) | 2<br><br>3 | | |
| 综合评价5分 | 整体素质 | ·与病人交谈时,态度和蔼,语言文明<br>·动作轻巧,准确<br>·操作规范,熟练,没有表演痕迹 | 2<br>1<br>2 | | |
| 操作用时 | | 10分钟 | | | |

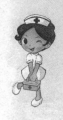

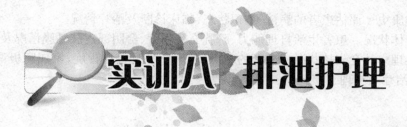

# 实训八 排泄护理

## 第一节 排尿护理

### 一、女病人导尿术

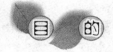

用导尿管为尿潴留患者引流出尿液,以减轻痛苦;留取无菌尿标本,协助临床诊断;为膀胱肿瘤患者进行膀胱化疗;为盆腔器官手术前的患者做准备。

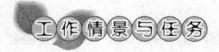

**导入情景:**

李奶奶,72岁,因"排尿困难2年,不能排尿5小时"来院,门诊收入泌尿外科住院。查体:耻骨上膨隆,可扪及囊性包块,有压痛。医嘱:导尿。

**工作任务:**

1. 护士要确保尿管能安全顺利插入膀胱内。

2. 熟练掌握置尿管的注意事项。

3. 操作中注意对病人自尊的保护。

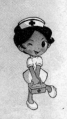

护理学基础实训教程

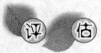

1. 健康史　评估患者的病情、意识状态、临床诊断及治疗情况。

2. 身体状况　患者生活自理能力、膀胱充盈程度、会阴部皮肤黏膜情况及清洁度。

3. 心理－社会支持状况　患者的意识、心理反应及合作程度,家属积极配合并支持对患者的治疗及护理工作。

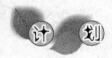

1. 护士准备　衣帽整洁、修剪指甲、洗手、戴口罩。

2. 病人准备　向病人及家属解释导尿的目的、操作过程及配合的相关内容,导尿前根据患者的自理能力指导或帮助患者清洗外阴部,以减少外阴部微生物的数量。

3. 用物准备

(1) 外阴初步消毒用物:治疗碗 1 个(内盛消毒液棉球 10 余个、弯血管钳 1 把)、弯盘 1 个,手套 1 只或指套 2 只。

(2) 无菌导尿包:弯盘 2 个,导尿管 1 根、小药杯 1 个(内盛数个棉球)、润滑油、血管钳 2 把、棉球瓶、洞巾、纱布、治疗巾各 1 块。

(3) 其他:无菌持物钳及容器一套、无菌手套 1 双、消毒溶液、治疗车、小橡胶单和治疗巾各一张、浴巾、便盆及便盆巾。洗手液、医疗垃圾桶、生活垃圾桶。

4. 环境准备　病室整洁,光线、温度适宜,隔帘或屏风遮挡。

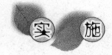

1. 准备　推治疗车至床旁(患者右侧)→核对、解释、洗手→戴口罩→脱对侧裤腿盖在近侧腿上,再盖浴巾,对侧用盖被遮住→协助患者取仰卧屈膝位,双膝外展(昏迷患者取平卧位,两腿平放略分开)→铺橡胶单和治疗巾于臀下→床旁椅置于操作同侧的床尾→便盆放床旁椅上,打开便盆巾。

2. 消毒　倒消毒液于治疗碗内湿润棉球→弯盘置于病人外阴处,治疗碗放于病人两腿间→左手戴手套(或左手示指、拇指戴指套)→右手持血管钳夹消毒液棉球依次消毒阴阜、大阴唇,分开大阴唇消毒小阴唇、尿道口(由外向内,自上而下)→脱手套,将弯盘、治疗碗放于治疗车下层→无菌导尿包置于患者双腿间打开→倒消毒液于小药杯内→戴无菌手套→铺洞巾,使之与导尿包的包布形成一个无菌区→按操作顺序摆放用物→润滑导尿管前端→左手分开并固定小阴唇→右手持血管钳夹消毒液棉球依次消毒尿道口、小阴唇、尿道口→左手仍固定小阴唇,右手移消毒用物于床尾。

3. 插管、导尿　将另一弯盘移近会阴部→血管钳夹导尿管插入尿道 4～6 cm(嘱患者深呼吸),见尿液后再插入 1 cm(插管动作轻柔),左手固定尿管,放出尿液→当弯盘内

62

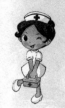

盛 2/3 满尿液,用血管钳夹住导尿管尾端,将尿液倒入便盆内,再打开导尿管继续导尿(第一次放尿不超过 1 000 ml)→需留取尿培养标本时,用无菌试管接中段尿 5 ml。

4. 拔管　缓慢拔出导尿管(嘱患者深呼吸)→撤洞巾→擦净外阴→脱手套→撤出患者臀下的小橡胶单和治疗巾→用物放于治疗车下层。

5. 整理　协助患者穿好裤子→协助患者取舒适卧位→整理床单位→清理用物(废物按医疗垃圾处理)→尿标本贴标签后及时送检→洗手→记录。

女病人导尿术评分标准

| 项目 | 内容 | 技术操作要求 | 分值 | 扣分原因 | 得分 |
|---|---|---|---|---|---|
| 素质要求<br>3分 | 素质<br>内容 | • 报告参赛号码和比赛项目<br>• 语言流畅,态度和蔼,面带微笑<br>• 仪表端庄,服装整洁 | 1<br>1<br>1 | | |
| 评估<br>6分 | 查对<br>解释 | • 查对患者、解释说明目的,取得合作<br>• 了解病人病情、意识状态及合作程度,了解患者既往有无插管经历<br>• 评估患者会阴部皮肤黏膜情况及清洁度等 | 2<br>2<br>2 | | |
| 操作前准备9分 | 用物准备 | • 护士准备:六步洗手,戴口罩<br>• 用物准备:无菌导尿包(内有弯盘 2 个、粗细导尿管各 1 根、小药杯内盛棉球 4 个、血管钳 2 把、润滑油、棉球瓶 1 个、洞巾 1 块、治疗巾和纱布各 1 块)<br>• 外阴初步消毒用物:弯盘、手套(或指套 2 只)、治疗碗(内置棉球 10 余个)、血管钳<br>• 其他:小橡胶单和治疗巾各 1 块、浴巾、无菌持物钳、无菌手套、消毒液、便盆和便盆巾、屏风、医嘱本<br>• 环境:整洁、安静、隐蔽,适宜操作 | 1<br>3<br><br><br><br><br>2<br><br>2<br><br><br>1 | | |
| 操作流程<br>68分 | 导尿前清洁消毒 | • 携用物置床旁,再次查对床号、姓名<br>• 关闭门窗、屏风遮挡病人<br>• 让病人清洗外阴或由护士协助清洗<br>• 脱去对侧裤腿盖于近侧,对侧用盖被遮住,取正确体位<br>• 小橡胶单和治疗巾铺于臀下,弯盘放于会阴处,治疗碗放于病人两腿间,左手戴手套<br>• 初步消毒外阴:阴阜→两侧大小阴唇→尿道口(由外向内,自上而下)<br>• 脱手套,将弯盘、治疗碗放于治疗车下层 | 2<br>2<br>2<br>2<br><br>2<br><br>8<br><br>2 | | |
| | 导尿过程 | • 在病人两腿间打开导尿包,按无菌技术取出小药杯并倒消毒液<br>• 戴无菌手套,铺洞巾、润滑导尿管<br>• 左手分开并固定小阴唇,右手持血管钳夹消毒液棉球消毒尿道口→小阴唇→尿道口<br>• 将放置导尿管的弯盘放于会阴处,用另一血管钳持导尿管前端轻轻插入尿道 4～6 cm,见尿后再插入 1 cm,尿液留于弯盘内<br>• 需做尿培养时用无菌试管接取 5 ml<br>• 弯盘内尿液满 2/3 后,夹住导尿管末端,将尿液倒入便盆内<br>• 导尿完毕拔出尿管,撤去洞巾,擦净外阴<br>• 脱手套,用物放于治疗车下层 | 8<br><br>10<br>12<br><br>10<br><br><br>3<br>2<br><br>2<br>1 | | |

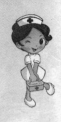

续表

| 项目 | 内容 | 技术操作要求 | 分值 | 扣分原因 | 得分 |
|------|------|-------------|------|----------|------|
| 操作后处理8分 | 整理用物 | · 协助病人穿好裤子,整理床单位,清理用物<br>· 撤去屏风,打开门窗<br>· 尿标本贴标签送检<br>· 六步洗手,脱口罩,做好记录(口述) | 2<br>2<br>2<br>2 | | |
| 综合评价6分 | 整体素质 | · 与病人交谈时,态度和蔼,语言文明<br>· 动作轻巧,准确,操作规范<br>· 熟练,没有表演痕迹,在规定时间内完成 | 2<br>2<br>2 | | |
| 操作用时 | | 8分钟 | | | |

## 二、男病人导尿术

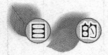

用导尿管为尿潴留患者引流出尿液,以减轻痛苦;留取无菌尿标本,协助临床诊断;为膀胱肿瘤患者进行膀胱化疗;为盆腔器官手术前的患者做准备。

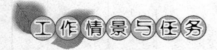

**导入情景:**

张先生,男,58岁。因排尿困难来院,门诊以"前列腺增生"收治入院。住院期间病人主诉尿频、尿急、尿痛,偶见尿液颜色有所异常。医嘱:留取尿标本。

**工作任务:**

1. 护士要确保尿管能安全顺利插入膀胱内。

2. 熟练掌握置尿管的注意事项。

3. 操作中注意对病人自尊的保护。

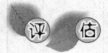

1. 健康史　评估患者的病情、意识状态、临床诊断及治疗情况。

2. 身体状况　患者生活自理能力、膀胱充盈程度、会阴部皮肤黏膜情况及清洁度。

3. 心理-社会支持状况　患者的意识、心理反应及合作程度,家属积极配合并支持对患者的治疗及护理工作。

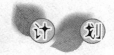

1. 护士准备　衣帽整洁、修剪指甲、洗手、戴口罩。

2. 病人准备　向病人及家属解释导尿的目的、操作过程及配合的相关内容。

3. 用物准备

(1) 外阴初步消毒用物:治疗碗 1 个(内盛消毒液棉球 10 余个、弯血管钳 1 把)、弯盘 1 个,手套 1 只或指套 2 只,无菌纱布 1 块。

(2) 无菌导尿包:弯盘 2 个,导尿管 1 根、小药杯 1 个内盛数个棉球、润滑油、血管钳 2 把、棉球瓶、洞巾、纱布、治疗巾各 1 块。

(3) 其他:无菌持物钳及容器一套、无菌手套 1 双、消毒溶液、治疗车、小橡胶单和治疗巾各一张、浴巾、便盆及便盆巾。洗手液、医疗垃圾筒、生活垃圾筒。

4. 环境准备　病室整洁,光线、温度适宜,隔帘或屏风遮挡。

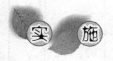

1. 准备　推治疗车至床旁(患者右侧)→核对、解释、洗手→戴口罩→脱对侧裤腿盖在近侧腿上,再盖浴巾,对侧用盖被遮住→协助患者取仰卧位,两腿平放略分开→铺橡胶单和治疗巾于臀下→床旁椅置于操作同侧的床尾→便盆放床旁椅上,打开便盆巾。

2. 消毒　倒消毒液于治疗碗内湿润棉球→弯盘置于病人外阴处,治疗碗放于病人两腿间→左手戴手套(或左手示指、拇指戴指套)→右手持血管钳夹消毒液棉球依次消毒阴囊及阴茎→左手用纱布裹住阴茎略提起,将包皮向后推,暴露尿道外口,夹取消毒棉球自尿道口向外旋转擦拭尿道口、龟头及冠状沟数次→脱手套,将弯盘、治疗碗放于治疗车下层→无菌导尿包置于患者双腿间打开→倒消毒液于小药杯内→戴无菌手套→铺洞巾,使之与导尿包的包布形成一个无菌区→按操作顺序摆放用物→润滑导尿管前端→用无菌纱布裹住阴茎将包皮后推、露出尿道口,再次消毒(方法同上)→左手仍固定,右手移消毒用物于床尾。

3. 插管、导尿　将另一弯盘移近会阴部→左手将患者阴茎提起,与腹壁成 60°角→右手持血管钳夹导尿管插入尿道 20～22 cm(嘱患者深呼吸),见尿液后再插入 1～2 cm(插管动作轻柔),放出尿液→当弯盘内盛 2/3 满尿液,用血管钳夹住导尿管尾端,将尿液倒入便盆内,再打开导尿管继续导尿(第一次放尿不超过 1 000 ml)→需留取尿培养标本时,用无菌试管接中段尿 5 ml。

4. 拔管　缓慢拔出导尿管(嘱患者深呼吸)→撤洞巾→擦净外阴→脱手套→撤出患

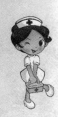

者臀下的小橡胶单和治疗巾→用物放于治疗车下层。

5. **整理** 协助患者穿好裤子→协助患者取舒适卧位→整理床单位→清理用物(废物按医疗垃圾处理)→尿标本贴标签后及时送检→洗手→记录。

男人导尿术评分标准

| 项目 | 内容 | 技术操作要求 | 分值 | 扣分原因 | 得分 |
|---|---|---|---|---|---|
| 素质要求<br>3分 | 素质<br>内容 | ·报告参赛号码和比赛项目<br>·语言流畅,态度和蔼,面带微笑<br>·仪表端庄,服装整洁 | 1<br>1<br>1 | | |
| 评估<br>6分 | 查对<br>解释 | ·查对患者、解释说明目的,取得合作<br>·了解病人病情、意识状态及合作程度,了解患者既往有无插管经历<br>·评估患者会阴部皮肤黏膜情况 | 2<br>2<br>2 | | |
| 操作前准备9分 | 用物准备 | ·护士准备:六步洗手,戴口罩<br>·用物准备:无菌导尿包(内有弯盘2个、粗细导尿管各1根、小药杯内盛棉球4个、血管钳2把、润滑油棉球瓶1个、洞巾1块、治疗巾和纱布各1块)<br>·外阴初步消毒用物:弯盘、手套(或指套2只)、治疗碗(内置棉球10余个)、血管钳、纱布1块<br>·其他:小橡胶单和治疗巾各1块、浴巾、无菌持物钳、无菌手套、消毒液、便盆和便盆巾、屏风、医嘱本<br>·环境:整洁、安静、隐蔽,适宜操作 | 1<br>3<br><br><br><br><br>2<br><br>2<br><br><br>1 | | |
| 操作流程68分 | 导尿前清洁消毒 | ·携用物置床旁,再次查对床号、姓名<br>·关闭门窗、屏风遮挡病人<br>·脱去对侧裤腿盖于近侧,对侧用盖被遮住,取正确体位<br>·小橡胶单和治疗巾铺于臀下,弯盘放于会阴处,治疗碗放于病人两腿间,左手戴手套<br>·初步消毒外阴:阴囊→阴茎→纱布包裹阴茎略提起,将包皮往后推→消毒尿道口、龟头及冠状沟数次<br>·脱手套,将弯盘、治疗碗放于治疗车下层 | 2<br>2<br>2<br><br>2<br><br>8<br><br><br>2 | | |
| | 导尿过程 | ·在病人两腿间打开导尿包,按无菌技术取出小药杯并倒消毒液<br>·戴无菌手套,铺洞巾、润滑导尿管<br>·再次消毒:用无菌纱布裹住阴茎将包皮后推,露出尿道口,再次消毒方法同前<br>·将病人阴茎提起,与腹壁成60°角<br>·右手持血管钳夹住导尿管前端,轻轻插入尿道20~22 cm,将尿液引入弯盘<br>·需做尿培养时用无菌试管接取5 ml<br>·弯盘内尿液满2/3后,夹住导尿管末端,将尿液倒入便盆内<br>·导尿完毕拔出尿管,撤去洞巾,擦净外阴<br>·脱手套,用物放于治疗车下层 | 8<br>10<br>12<br><br>2<br>10<br><br>3<br>2<br><br>2<br>1 | | |

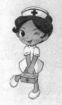

续表

| 项目 | 内容 | 技术操作要求 | 分值 | 扣分原因 | 得分 |
|---|---|---|---|---|---|
| 操作后处理8分 | 整理用物 | · 协助病人穿好裤子,整理床单位,清理用物<br>· 撤去屏风,打开门窗<br>· 尿标本贴标签送检<br>· 六步洗手,脱口罩,做好记录(口述) | 2<br>2<br>2<br>2 | | |
| 综合评价6分 | 整体素质 | · 与病人交谈时,态度和蔼,语言文明<br>· 动作轻巧,准确,操作规范<br>· 熟练,没有表演痕迹,在规定时间内完成 | 2<br>2<br>2 | | |
| 操作用时 | | 8分钟 | | | |

### 三、导尿管留置术

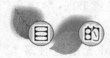

导尿后将尿管保留在膀胱内,以便间断或持续引流尿液。为抢救危重患者时正确记录每小时尿量、测量尿比重,以观察患者的病情变化;为盆腔器官手术患者排空膀胱,避免术中误伤;为某些泌尿系统疾病手术后留置导尿管,便于引流和冲洗,并可减轻伤口张力,促进伤口的愈合;为昏迷、瘫痪等尿失禁病人或会阴部有伤口的病人留置导尿管,以保持会阴部的清洁与干燥;为尿失禁患者训练膀胱功能。

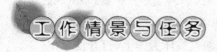

**导入情景:**

李某,男,54 岁。因"车祸伤后神志不清 1 小时"急诊入院。经 CT 检查示:左侧丘脑出血,双侧侧脑室积血,给予急诊手术治疗,术后医嘱:留置导尿。

**工作任务:**

1. 护士要确保尿管能安全顺利插入膀胱内。
2. 熟练掌握留置尿管的注意事项。
3. 做好留置导尿管的常规护理。
4. 给予病人心理支持与健康指导。

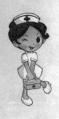

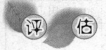

1. 健康史　评估患者的病情、意识状态、临床诊断及治疗情况。

2. 身体状况　患者生活自理能力、膀胱充盈程度、会阴部皮肤黏膜情况及清洁度。

3. 心理—社会支持状况　患者呈昏迷状态,无配合能力,家属积极配合并支持对患者的治疗及护理工作。

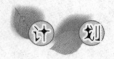

1. 护士准备　衣帽整洁、修剪指甲、洗手、戴口罩。

2. 病人准备　向病人及家属解释留置导尿管的目的、操作过程及注意事项,学会在活动时如何防止尿管脱落等。必要时,请他人协助维持合适的体位。

3. 用物准备　除导尿用物外,另备无菌双腔气囊导尿管 1 根、10 ml 无菌注射器 1 副、无菌生理盐水 10～40 ml、无菌集尿袋 1 只、安全别针 1 个。

4. 环境准备　病室整洁,光线、温度适宜,隔帘或屏风遮挡。

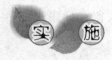

1. 准备　携用物推治疗车至床旁(患者右侧)→核对、解释、洗手→戴口罩→脱对侧裤腿盖在近侧腿上,再盖浴巾,对侧用盖被遮住→协助患者取仰卧位,两腿平放略分开→铺橡胶单和治疗巾于臀下→床旁椅置于操作同侧的床尾→便盆放床旁椅上,打开便盆巾。

2. 消毒　同男、女病人导尿术。

3. 插管、导尿　插管方法同男、女病人导尿术,插入深度为见尿液后再插入 7～10 cm →用血管钳夹住导尿管尾端→连接注射,根据尿管上注明的气囊容积向气囊里注射等量无菌溶液→轻拉导尿管证实导尿管固定于膀胱内(根据医嘱留取尿培养标本)→尿管末端与集尿袋连接,开放尿管→移去洞巾,脱手套→用别针将引流管固定在床单上(留有足够长度,以免病人翻身时脱落)→将集尿袋固定于床沿(低于膀胱和耻骨)。

4. 整理　撤出用物放于治疗车下层→协助患者穿好裤子→协助患者取舒适卧位→整理床单位→清理用物(废物按医疗垃圾处理)→尿标本贴标签后及时送检→洗手→记录。

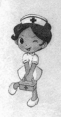

导尿管留置术评分标准

| 项目 | 内容 | 技术操作要求 | 分值 | 扣分原因 | 得分 |
|---|---|---|---|---|---|
| 素质要求 3分 | 素质内容 | · 报告参赛号码和比赛项目<br>· 语言流畅,态度和蔼,面带微笑<br>· 仪表端庄,服装整洁 | 1<br>1<br>1 | | |
| 评估 6分 | 查对解释 | · 查对患者、解释说明目的,取得合作<br>· 了解病人病情、意识状态及合作程度,了解患者既往有无插管经历<br>· 评估患者会阴部皮肤黏膜情况及清洁度等 | 2<br>2<br>2 | | |
| 操作前准备 9分 | 用物准备 | · 护士准备:六步洗手,戴口罩<br>· 用物准备:无菌导尿包(内有弯盘2个、无菌双腔气囊导尿管1根、小药杯内盛棉球4个、血管钳2把、润滑油棉球瓶1个、洞巾1块、治疗巾和纱布各1块、10 ml无菌注射器1副、无菌生理盐水10~40 ml、无菌集尿袋1只)<br>· 外阴初步消毒用物:弯盘、手套(或指套2只)、治疗碗(内置棉球10余个)、血管钳<br>· 其他:小橡胶单和治疗巾各1块、浴巾、无菌持物钳、无菌手套、消毒液、便盆和便盆巾、屏风、安全别针1个、医嘱本<br>· 环境:整洁、安静、隐蔽、适宜操作 | 1<br>3<br><br><br><br><br><br>2<br><br>2<br><br><br>1 | | |
| 操作流程 68分 | 导尿前清洁消毒 | · 携用物置床旁,再次查对床号、姓名<br>· 关闭门窗、屏风遮挡病人<br>· 让病人清洗外阴或由护士协助清洗<br>· 脱去对侧裤腿盖于近侧,对侧用盖被遮住,取正确体位<br>· 小橡胶单和治疗巾铺于臀下,弯盘放于会阴处,治疗碗放于病人两腿间,左手戴手套<br>· 初步消毒外阴:同男、女病人导尿术<br>· 脱手套,将弯盘、治疗碗放于治疗车下层 | 2<br>2<br>2<br>2<br><br>2<br><br>8<br>2 | | |
| | 导尿过程 | · 在病人两腿间打开导尿包,按无菌技术取出小药杯并倒消毒液<br>· 戴无菌手套,铺洞巾、润滑导尿管<br>· 左手分开并固定小阴唇,右手持血管钳夹再次消毒(同男、女病人导尿术)<br>· 将放置导尿管的弯盘放于会阴处,用另一血管钳持导尿管前端轻轻插入尿道,见尿后再插入7~10 cm,夹闭导尿管尾端<br>· 连接注射,根据尿管上注明的气囊容积向气囊里注射等量无菌溶液<br>· 轻拉导尿管证实导尿管固定于膀胱内<br>· 需做尿培养时用无菌试管接取5 ml<br>· 尿管末端与集尿袋连接,开放尿管<br>· 移去洞巾,脱手套,用物放于治疗车下层<br>· 用别针将引流管固定在床单上(留有足够长度,以免病人翻身时脱落)<br>· 将集尿袋固定于床沿(低于膀胱和耻骨) | 7<br><br>9<br>10<br><br>10<br><br><br><br>2<br><br>2<br>1<br>2<br>1<br>2<br><br>2 | | |

续表

| 项目 | 内容 | 技术操作要求 | 分值 | 扣分原因 | 得分 |
|------|------|------------|------|---------|------|
| 操作后处理8分 | 整理用物 | · 协助病人穿好裤子,整理床单位,清理用物<br>· 撤去屏风,打开门窗<br>· 尿标本贴标签送检<br>· 六步洗手,脱口罩,做好记录(口述) | 2<br>2<br>2<br>2 | | |
| 综合评价6分 | 整体素质 | · 与病人交谈时,态度和蔼,语言文明<br>· 动作轻巧,准确,操作规范<br>· 熟练,没有表演痕迹,在规定时间内完成 | 2<br>2<br>2 | | |
| 操作用时 | | 8分钟 | | | |

## 四、膀胱冲洗术

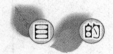

利用三通的导尿管,将溶液灌入到膀胱内,再借助虹吸原理将灌入的液体引流出来。可以对留置导尿管的患者,保持其尿液引流通畅;清洁膀胱,清除膀胱内的血凝块、黏液、细菌等异物,预防感染;治疗某些膀胱疾病,如膀胱炎、膀胱肿瘤。

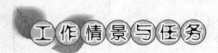

**导入情景:**

李某,男,54岁。因反复解血尿半年来院。经膀胱镜检查示:左输尿管膀胱内开口外侧1 cm处有一"菜花状"包块,病理检查结果:膀胱癌。行膀胱部分切除术。术后医嘱:持续膀胱冲洗。

**工作任务:**

1. 护士要确保尿管能安全顺利插入膀胱内。

2. 冲洗前观察尿管是否通畅。

3. 密切观察冲洗过程中病人反应及冲洗液性状并及时处理。

4. 做好患者心理支持与健康指导。

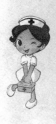

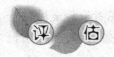

1. 健康史　评估患者的病情、意识状态、临床诊断及治疗情况,对膀胱冲洗术的认知及合作能力。

2. 身体状况　患者自理能力、心理状态、尿管的引流情况及会阴部皮肤黏膜情况及清洁度。

3. 心理-社会支持状况　家属积极配合并支持对患者的治疗及护理工作。

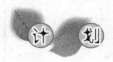

1. 护士准备　衣帽整洁、修剪指甲、洗手、戴口罩。

2. 病人准备　向病人及家属解释膀胱冲洗术的目的、操作过程及注意事项。必要时,请他人协助维持合适的体位。

3. 用物准备　按导尿术准备导尿用物外,另备无菌膀胱冲洗装置1套、血管钳、无菌手套、镊子、开瓶器、输液架、输液网套各1个,70%消毒乙醇棉球数个,便盆及便盆巾,冲洗溶液(常用生理盐水、0.02%呋喃西林液、3%硼酸液、氯己定液、0.1%新霉素溶液,温度为38～40 ℃,若为前列腺增生摘除术后患者,用4 ℃的0.9%氯化钠溶液灌洗)。

4. 环境准备　病室整洁,光线、温度适宜,隔帘或屏风遮挡。

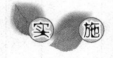

1. 准备　同留置导尿术。

2. 消毒　同男、女病人导尿术。

3. 插管、导尿　按留置导尿术插入导尿管并排空膀胱。

4. 冲洗前准备　①溶液准备:打开无菌溶液→连接冲洗溶液瓶与冲洗器→挂冲洗溶液瓶于输液架上(瓶内溶液平面距床高约60 cm)→排气→夹住冲洗管。②分离连接:分开导尿管和集尿袋连接处→消毒导尿管口和引流管接头→与Y型管连接(主管连接冲洗导管,其余两管分别与导管和引流管连接)。

5. 膀胱冲洗　关闭引流管→开放冲洗管→调节滴数(60～80滴/分)→患者有尿意或滴入200～300 ml→关闭冲洗管→开放引流管→灌洗液全部流出→夹引流管(按需要反复冲洗,每天3～4次,冲洗过程中询问患者感受,观察患者反应及引流液性状)。

6. 固定尿管　冲洗完毕取下冲洗管→消毒导尿管口和引流管接头并连接→清洁外

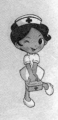 

阴→妥善固定导尿管。

7. 整理 撤出用物放于治疗车下层→协助患者穿好裤子→协助患者取舒适卧位→整理床单位→清理用物(废物按医疗垃圾处理)→洗手→记录冲洗液名称、冲洗量、引流量、引流液性质及患者反应。

膀胱冲洗术评分标准

| 项目 | 内容 | 技术操作要求 | 分值 | 扣分原因 | 得分 |
|---|---|---|---|---|---|
| 素质要求<br>3分 | 素质<br>内容 | ·报告参赛号码和比赛项目<br>·语言流畅,态度和蔼,面带微笑<br>·仪表端庄,服装整洁 | 1<br>1<br>1 | | |
| 评估<br>6分 | 查对<br>解释 | ·查对患者、解释说明目的,取得合作<br>·了解病人病情、意识状态及合作程度,了解患者既往有无插管经历<br>·评估患者会阴部皮肤黏膜情况及清洁度等 | 2<br>2<br>2 | | |
| 操作前准备9分 | 用物准备 | ·护士准备:六步洗手,戴口罩<br>·用物准备:无菌治疗盘内:治疗碗2个、镊子1把、70%乙醇棉球数个、无菌膀胱冲洗装置1套、血管钳1把、手套<br>·常用冲洗溶液准备正确<br>·其他:开瓶器、输液架、输液瓶套、便盆、便盆巾、医嘱本<br>·环境:整洁、安静、隐蔽,适宜操作 | 1<br>2<br><br>2<br>2<br><br>2 | | |
| 操作流程68分 | 留置导尿排空膀胱 | ·携用物置床旁,再次查对床号、姓名<br>·关闭门窗、屏风遮挡病人<br>·按留置导尿术插管<br>·排空膀胱<br>·溶液准备:打开无菌溶液,连接冲洗溶液瓶与冲洗器,挂冲洗溶液瓶于输液架上(瓶内溶液平面距床高约60 cm)<br>·排气,夹住冲洗管<br>·分离连接:分开导尿管和集尿袋连接处,消毒导尿管口和引流管接头<br>·与Y型管连接(主管连接冲洗导管,其余两管分别与导管和引流管连接) | 2<br>2<br>25<br>2<br>2<br><br><br>2<br>5<br><br>5 | | |
| | 膀胱冲洗过程 | ·关闭引流管,开放冲洗管<br>·调节滴数(60~80滴/分)<br>·患者有尿意或滴入200~300 ml,关闭冲洗管,开放引流管<br>·灌洗液全部流出,夹引流管(口述灌洗注意事项)<br>·冲洗完毕取下冲洗管,消毒导尿管口和引流管接头并连接<br>·清洁外阴,妥善固定导尿管<br>·撤出用物放于治疗车下层 | 3<br>3<br>2<br><br>4<br><br>5<br><br>4<br>2 | | |

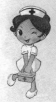

续表

| 项目 | 内容 | 技术操作要求 | 分值 | 扣分原因 | 得分 |
|------|------|------------|------|---------|------|
| 操作后处理6分 | 整理用物 | ·协助病人穿好裤子,整理床单位,清理用物<br>·撤去屏风,打开门窗<br>·六步洗手,脱口罩,做好记录(口述) | 2<br>2<br>2 | | |
| 综合评价8分 | 整体素质 | ·与病人交谈时,态度和蔼,语言文明<br>·动作轻巧,准确,操作规范<br>·熟练,没有表演痕迹,在规定时间内完成<br>·操作中注意观察病人反应及灌洗液性状 | 2<br>2<br>2<br>2 | | |
| 操作用时 | | 10分钟 | | | |

# 第二节　排便护理

## 一、大量不保留灌肠法

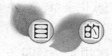

软化或清除粪便,解除便秘及肠胀气;为某些手术、检查或分娩者清洁肠道;稀释或清除肠道内的有害物质,减轻中毒;为高热患者降温。

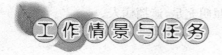

**导入情景:**

杨某,男,45岁,因"反复便血半年伴解大便困难1个月"来院,直肠指检示:距肛缘4 cm处可扪及质硬新生物,占据肠管1周。肛腔狭窄,指套染污血。医嘱:结肠镜检查,清洁灌肠。

**工作任务:**

1. 护士要确保肛管能安全顺利插入直肠内。

2. 熟练掌握灌肠的注意事项。

3. 操作中注意对病人自尊的保护。

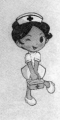

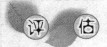

1. 病人目前的病情、意识状态、临床诊断和治疗情况。

2. 病人的排便习惯,灌肠的目的,心理状态与合作程度,是否愿意并积极配合治疗。

3. 肛门部位的皮肤和黏膜情况。

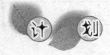

1. 护士准备　衣帽整洁、洗手、戴口罩。

2. 病人准备　向病人及家属清楚解释灌肠的目的、操作过程及配合的相关内容,学会深呼吸和取合适的卧位,嘱病人排空膀胱。

3. 用物准备

(1) 治疗盘内备:灌肠筒一套(橡胶管和玻璃接管,全长 120 cm,筒内盛灌肠溶液)、肛管(24~26 号)、血管钳、润滑剂、棉签。

(2) 治疗盘外备:弯盘、卫生纸、橡胶单及治疗巾、水温计、一次性手套、记录单、笔、洗手液、锐器盒、医疗垃圾桶、生活垃圾桶。

(3) 常用灌肠溶液:0.1%~0.2%肥皂液、生理盐水。成人每次用量为 500~1 000 ml,小儿为 200~500 ml,溶液温度一般为 39~41 ℃,降温时用 28~32 ℃,中暑病人用 4℃生理盐水。

(4) 其他:便盆及便盆巾、输液架、屏风、绒毯。

4. 环境准备　酌情关闭门窗,保持合适的室温,照明充足,遮挡病人。

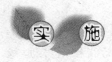

1. 准备　备齐用物携至床旁(患者右侧)→核对、解释→关闭门窗,屏风遮挡→洗手、戴口罩→协助患者取左侧卧位(双膝屈曲,脱裤至膝部)→臀部移至床沿(对不能自控排便者可取仰卧位,臀下放便盆)→臀下垫橡胶单和治疗巾,臀旁放弯盘→盖好被子,只暴露臀部→将温度、量适宜的灌肠液倒入灌肠筒中→灌肠筒挂于输液架上(筒内液面距肛门 40~60 cm)→戴手套,连接肛管,润滑肛管前端,排尽管内气体→夹紧橡胶管。

2. 插管灌液　用左手垫卫生纸分开病人的臀部→暴露肛门→嘱患者张口深呼吸→右手持肛管轻轻插入直肠内 7~10 cm(小儿 4~7 cm)→固定肛管→松开血管钳,使溶液缓慢流入,并观察反应(如溶液流入受阻,可移动肛管,挤压肛管,检查有无粪块阻塞;如

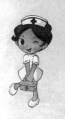

患者有便意,嘱其做深呼吸,同时适当调低灌肠筒,减慢流速)→待溶液将要灌完时,夹紧橡胶管。

3. 拔出肛管 用卫生纸包裹肛管轻轻拔出置弯盘内(左手持卫生纸抵住肛门,右手拔出肛管)→擦净肛门→协助患者平卧→嘱患者尽量忍耐 5～10 分钟后再排便(能下床的病人协助其如厕排便或提供便盆,不能下床者,给予便盆,将卫生纸、呼叫器置于易取处)→排便后及时取出便器,撤去橡胶单和治疗巾。

4. 整理记录 协助患者穿裤,使患者取舒适体位→整理床单位,开窗通风换气→宣教(灌肠后不宜立即排便,让灌肠液保留 5～10 分钟,如有不适,请按呼叫器)→观察大便的形状,必要时留取标本送检→消毒、清理用物→脱手套、洗手、脱口罩、记录灌肠结果(记录方法:灌肠为"E",如灌肠后排便一次,用 1 / E 表示;如灌肠后未排便,则用 0 / E 表示;如自行排便一次,灌肠后又排便一次,则用 1 1 / E 表示,以此类推)。

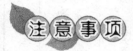

1. 消化道出血、妊娠、急腹症、严重心血管疾病等病人禁忌灌肠。

2. 肝性脑病病人,禁用肥皂水灌肠,以减少氨的产生和吸收;伤寒病人,溶液量不得超过 500 ml,压力要低(即液面不得高于肛门 30 cm);充血性心力衰竭或水钠潴留的病人禁用 0.9%氯化钠溶液灌肠。

3. 准确掌握灌肠溶液的温度、浓度、流速、压力和溶液量。

4. 灌肠时病人如有腹胀或便意时,应嘱病人做深呼吸以减轻不适。

5. 灌肠过程中应随时观察病人的病情变化,如病人出现脉速、面色苍白、出冷汗、剧烈腹痛、心慌气急时,应立即停止灌肠,并与医生联系给予紧急处理。

大量不保留灌肠技术操作考核评分标准

| 项目 | 内容 | 技术操作要求 | 分值 | 扣分原因 | 得分 |
|---|---|---|---|---|---|
| 素质要求<br>5分 | 素质<br>内容 | · 报告参赛号码和比赛项目<br>· 语言流畅,态度和蔼,面带微笑<br>· 仪表端庄,服装整洁<br>· 两人核对医嘱、执行单 | 1<br>1<br>1<br>2 | | |
| 评估<br>7分 | 查对<br>解释 | · 查对患者、解释说明目的,取得合作<br>· 了解病人病情、意识状态及合作程度,了解患者既往有无灌肠的经历<br>· 评估患者肛门部位的皮肤和黏膜情况<br>· 环境清洁,光线、温度适宜,关闭门窗,屏风遮挡 | 1<br>2<br><br>2<br>2 | | |
| 操作前准备 6分 | 用物<br>准备 | · 六步洗手,戴口罩<br>· 用物准备:治疗盘内备:灌肠筒一套(橡胶管和玻璃接管,全长 120 cm,筒内盛灌肠溶液)、肛管(24～26 号)、血管钳、润滑剂、棉签;治疗盘外备:弯盘、卫生纸、橡胶单及治疗巾、水温计、医嘱本等;常用灌肠溶液;便盆及便盆巾、输液架、屏风、绒毯 | 2<br>4 | | |

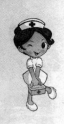

续表

| 项目 | 内容 | 技术操作要求 | 分值 | 扣分原因 | 得分 |
|---|---|---|---|---|---|
| 操作流程64分 | 插管灌液 | • 携用物置床旁,再次查对床号、姓名 | 4 | | |
| | | • 协助患者取左侧卧位,双膝屈曲,脱裤至膝部,臀部移至床沿 | 4 | | |
| | | • 臀下垫橡胶单和治疗巾 | 3 | | |
| | | • 挂灌肠筒于输液架上(液面距肛门40～60 cm) | 5 | | |
| | | • 戴手套,润滑肛管前段 | 3 | | |
| | | • 排净管内空气,夹管 | 3 | | |
| | | • 左手分开肛门 | 3 | | |
| | | • 右手持肛管轻轻插入直肠内 7～10 cm | 5 | | |
| | | • 固定肛管,松开血管钳 | 3 | | |
| | | • 检查是否通畅,并告知患者如有便意,做深呼吸 | 3 | | |
| | | • 待溶液要灌完时,夹紧橡胶管 | 3 | | |
| | 拔出肛管 | • 用卫生纸包住肛管轻轻拔出置弯盘内 | 5 | | |
| | | • 擦净肛门 | 2 | | |
| | | • 协助患者平卧(嘱患者尽量忍耐5～10分钟后再排便) | 5 | | |
| | | • 协助患者如厕排便或提供便盆 | 2 | | |
| | | • 排便后及时取出便器 | 3 | | |
| | | • 撤去橡胶单和治疗巾 | 3 | | |
| | | • 协助患者穿裤,使病人取舒适体位 | 2 | | |
| | | • 整理床单位,开窗通风换气 | 3 | | |
| 操作后处理7分 | 整理用物 | • 按规定处理用物(在治疗车上处置合理即可),脱手套 | 3 | | |
| | | • 六步洗手,脱口罩,做好记录(口述) | 4 | | |
| 综合评价6分 | 整体素质 | • 与病人交谈时,态度和蔼,语言文明 | 2 | | |
| | | • 动作轻巧,准确 | 2 | | |
| | | • 操作规范,熟练,没有表演痕迹 | 2 | | |
| 操作用时5分 | | 10分钟 | 5 | | |

## 二、小量不保留灌肠法

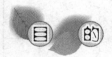

为年老体弱、幼儿及腹部或盆腔手术后的病人软化粪便,解除便秘;排出肠道积气,减轻腹胀。

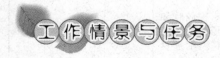

**导入情景:**

李某,女,55岁,因"腹部胀痛不适,4天未解大便"来院,入院后查体:患者腹部可触

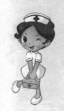

及较硬包块,肛诊可触及粪块。体温 36.2 ℃、脉搏 110 次/分、呼吸 20 次/分、血压 130/80 mmHg。医嘱:小量不保留灌肠。

**工作任务:**

1. 护士要确保肛管能安全顺利插入直肠内。

2. 熟练掌握灌肠的注意事项。

3. 操作中注意对病人自尊的保护。

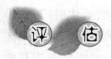

1. 病人目前的病情及治疗情况。

2. 病人的排便习惯,灌肠的目的,心理状态与合作程度,是否愿意并积极配合治疗。

3. 肛门部位的皮肤和黏膜情况。

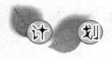

1. **护士准备**　衣帽整洁、洗手、戴口罩。

2. **病人准备**　向病人及家属清楚解释灌肠的目的、操作程序和配合要点,学会深呼吸并取合适的卧位。

3. **用物准备**

(1) 治疗盘内备:注洗器、量杯或小容量灌肠筒、肛管(20～22 号)、温开水 5～10 ml、血管钳、润滑剂、棉签。

(2) 治疗盘外备:弯盘、卫生纸、橡胶单及治疗巾、水温计、一次性手套、记录单、笔、洗手液、锐器盒、医疗垃圾桶、生活垃圾桶。

(3) 常用灌肠溶液:"1、2、3"溶液(50%硫酸镁 30 ml,甘油 60 ml,温开水 90 ml);甘油 50 ml 加等量温开水。溶液温度 38 ℃。

(4) 其他:便盆及便盆巾、屏风、绒毯。

4. **环境准备**　酌情关闭门窗,保持合适的室温,照明充足,遮挡病人。

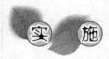

1. **准备**　备齐用物携至床旁(患者右侧)→核对、解释→关闭门窗,屏风遮挡→洗手、戴口罩→协助患者取左侧卧位(双膝屈曲,脱裤至膝部)→臀部移至床沿(对不能自控排便者可取仰卧位,臀下放便盆)→臀下垫橡胶单和治疗巾,臀旁放弯盘→盖

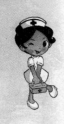

好被子,只暴露臀部→用注洗器抽吸灌肠液→戴手套,连接肛管,润滑肛管前端→排气夹管。

2. 插管灌液　用左手垫卫生纸分开病人的臀部→暴露肛门→嘱患者张口深呼吸→右手持肛管轻轻插入直肠内 7～10 cm(小儿 4～7 cm)→固定肛管→松开血管钳,使溶液缓慢流入(如用灌肠筒液面距肛门不超过 30 cm)→关闭血管钳,取下注洗器再抽吸灌肠液,松开止血钳后再行灌注(如此反复直至灌肠液注完)→再注入温开水 5～10 ml,抬高肛管末端,使溶液全部灌入→夹管。

3. 拔出肛管　用卫生纸包裹肛管轻轻拔出置弯盘内(左手持卫生纸抵住肛门,右手拔出肛管)→擦净肛门→协助患者平卧→嘱患者保留溶液 10～20 分钟后再排便(能下床的病人协助其如厕排便或提供便盆,不能下床者,给予便盆,将卫生纸、呼叫器置于易取处)→排便后及时取出便器,撤去橡胶单和治疗巾。

4. 整理记录　协助患者穿裤,使患者取舒适体位→整理床单位,开窗通风换气→宣教(灌肠后不宜立即排便,让灌肠液保留 10～20 分钟,如有不适,请按呼叫器)→观察大便的形状,必要时留取标本送检→消毒、清理用物→脱手套、洗手、脱口罩、记录灌肠结果(记录方法:灌肠为"E",如灌肠后排便一次,用 1 ／ E 表示;如灌肠后未排便,则用 0 ／ E 表示;如自行排便一次,灌肠后又排便一次,则用 1 1 ／ E 表示,以此类推)。

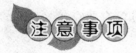

1. 灌肠时插管深度为 7～10 cm,压力宜低,灌肠液注入的速度不宜过快。

2. 每次抽吸灌肠液时应夹住肛管,防止空气进入肠道,引起腹胀。

小量不保留灌肠技术操作考核评分标准

| 项目 | 内容 | 技术操作要求 | 分值 | 扣分原因 | 得分 |
|---|---|---|---|---|---|
| 素质要求<br>5分 | 素质<br>内容 | • 报告参赛号码和比赛项目<br>• 语言流畅,态度和蔼,面带微笑<br>• 仪表端庄,服装整洁<br>• 两人核对医嘱、执行单 | 1<br>1<br>1<br>2 | | |
| 评估<br>8分 | 查对<br>解释 | • 查对患者、解释说明目的,取得合作<br>• 了解病人病情、意识状态及合作程度,了解患者既往有无灌肠的经历<br>• 评估患者肛门部位的皮肤和黏膜情况<br>• 环境清洁,光线、温度适宜,关闭门窗,屏风遮挡 | 2<br>2<br><br>2<br>2 | | |
| 操作前准备6分 | 用物准备 | • 六步洗手,戴口罩<br>• 用物准备:治疗盘内备:注洗器、量杯或小容量灌肠筒、肛管(20～22 号)、温开水 5～10ml、血管钳、润滑剂、棉签;治疗盘外备:弯盘、卫生纸、橡胶单及治疗巾、水温计、医嘱本等;常用灌肠溶液;便盆及便盆巾、屏风、绒毯 | 2<br>4 | | |

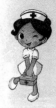

| 项目 | 内容 | 技术操作要求 | 分值 | 扣分原因 | 得分 |
|---|---|---|---|---|---|
| 操作流程64分 | 插管灌液 | • 携用物置床旁,再次查对床号、姓名<br>• 协助患者取左侧卧位,双膝屈曲,脱裤至膝部,臀部移至床沿<br>• 臀下垫橡胶单和治疗巾<br>• 注洗器抽吸灌肠液<br>• 戴手套、润滑肛管前段<br>• 排尽管内空气,夹管<br>• 左手分开肛门<br>• 右手持肛管轻轻插入直肠内 7~10 cm<br>• 固定肛管,松开血管钳<br>• 检查是否通畅,并告知患者如有便意,做深呼吸<br>• 如此反复直至灌肠液注完<br>• 再注入温开水 5~10 ml,抬高肛管末端,使溶液全部灌入<br>• 夹管 | 4<br>4<br><br>2<br>3<br>2<br>3<br>2<br>6<br>3<br>3<br><br>2<br>3<br><br><br>2 | | |
| | 拔出肛管 | • 用卫生纸包住肛管轻轻拔出置弯盘内<br>• 擦净肛门<br>• 协助患者平卧(嘱患者保留溶液 10~20 分钟后再排便)<br>• 协助患者如厕排便或提供便盆<br>• 排便后及时取出便器<br>• 撤去橡胶单和治疗巾<br>• 协助患者穿裤,使病人取舒适体位<br>• 整理床单位,开窗通风换气 | 5<br>2<br>5<br><br>2<br>3<br>3<br>2<br>3 | | |
| 操作后处理6分 | 整理用物 | • 按规定处理用物(在治疗车上处置合理即可),脱手套<br>• 六步洗手,脱口罩,做好记录(口述) | 3<br><br>3 | | |
| 综合评价6分 | 整体素质 | • 与病人交谈时,态度和蔼,语言文明<br>• 动作轻巧,准确<br>• 操作规范,熟练,没有表演痕迹 | 2<br>2<br>2 | | |
| 操作用时5分 | | 10分钟 | 5 | | |

## 三、保留灌肠法

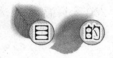

保留灌肠法是将药液灌入到直肠或结肠内,通过肠黏膜吸收以达到治疗疾病目的的方法,用于镇静、催眠,治疗肠道感染。

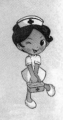

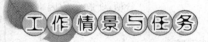

**导入情景：**

患者，男，30岁，黏液脓血伴里急后重2年，诊断为溃疡性结肠炎。近1周腹痛加重伴发热入院治疗。护士遵医嘱为患者保留灌肠治疗。

**工作任务：**

1. 护士要确保肛管能安全顺利地插入直肠内。

2. 熟练掌握灌肠的注意事项。

3. 操作中注意对病人自尊的保护。

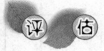

1. 病人目前的病情及治疗情况。

2. 病人的排便习惯，灌肠的目的，心理状态与合作程度，是否愿意并积极配合治疗。

3. 肛门部位的皮肤和黏膜情况。

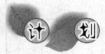

1. **护士准备**　衣帽整洁、洗手、戴口罩。

2. **病人准备**　向病人及家属清楚解释灌肠的目的、操作程序和配合要点，学会深呼吸并取合适的卧位。

3. **用物准备**

(1) 治疗盘内备：注洗器、量杯或小容量灌肠筒、肛管（20号以下）、温开水5～10 ml、血管钳、润滑剂、棉签。

(2) 治疗盘外备：弯盘、卫生纸、橡胶单及治疗巾、水温计、一次性手套、记录单、笔、洗手液、锐器盒、医疗垃圾桶、生活垃圾桶。

(3) 常用灌肠溶液：镇静催眠选用10％水合氯醛；肠道炎症用2％小檗碱或0.5％～1％新霉素或其他抗生素溶液。药物剂量遵医嘱，灌肠溶液量不超过200 ml，温度为38 ℃。

(4) 其他：便盆及便盆巾、输液架、屏风、绒毯。

4. **环境准备**　酌情关闭门窗，保持合适的室温，照明充足，遮挡病人。

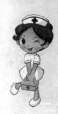

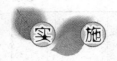

1. 准备　备齐用物并携至床旁(患者右侧)→核对、解释→关闭门窗,屏风遮挡→洗手、戴口罩→协助病人排尿、排便→根据病情选择不同的卧位(慢性痢疾者应取左侧卧位,阿米巴痢疾者应取右侧卧位)→臀部移至床沿,脱裤至膝部→抬高臀部约10 cm→臀下垫橡胶单和治疗巾,臀旁放弯盘→盖好被子,只暴露臀部→注洗器抽吸药液→戴手套,连接肛管,润滑肛管前段,排尽管内气体→夹紧橡胶管。

2. 插管灌液　用左手垫卫生纸分开病人的臀部→暴露肛门→嘱患者张口深呼吸→右手持肛管轻轻插入直肠内15～20 cm→固定肛管→松开血管钳,使溶液缓慢流入,药液注入完毕后→再注入温开水5～10 ml,抬高肛管末端,使溶液全部灌入→夹管。

3. 拔出肛管　用卫生纸包裹肛管轻轻拔出置弯盘内(左手持卫生纸抵住肛门,右手拔出肛管)→擦净肛门→垫纸巾,在肛门处轻轻按揉→协患者取舒适体位→嘱患者尽量忍耐保留药液在1小时以上,再行排便(能下床的病人协助其如厕排便或提供便盆,不能下床者,给予便盆,将卫生纸、呼叫器置于易取处)→排便后及时取出便器,撤去橡胶单和治疗巾。

4. 整理记录　协助患者穿裤,使患者取舒适体位→整理床单位,开窗通风换气→宣教(灌肠后不宜立即排便,让灌肠液保留1小时以上,如有不适,请按呼叫器)→观察大便的形状,必要时留取标本送检→消毒、清理用物→脱手套、洗手、脱口罩、记录灌肠结果(记录方法:灌肠为"E",如灌肠后排便一次,用1／E表示;如灌肠后未排便,则用0／E表示;如自行排便一次,灌肠后又排便一次,则用11／E表示,以此类推)。

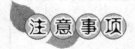

1. 正确评估病人,了解灌肠的目的和病变部位,以便掌握灌肠的卧位和插管的深度。

2. 肠道感染的病人,最好选在临睡前灌肠,因此时活动量小,药液易于保留吸收。

3. 灌肠前嘱病人排便,选用的肛管要细,插管要深,液量要少,液面距肛门不超过30 cm,使灌入药液能保留较长时间,有利于肠黏膜对药液的充分吸收。

4. 肛门、直肠、结肠等手术后及排便失禁的病人均不宜保留灌肠。

保留灌肠技术操作考核评分标准

| 项目 | 内容 | 技术操作要求 | 分值 | 扣分原因 | 得分 |
|---|---|---|---|---|---|
| 素质要求<br>5分 | 素质<br>内容 | ·报告参赛号码和比赛项目<br>·语言流畅,态度和蔼,面带微笑<br>·仪表端庄,服装整洁<br>·两人核对医嘱、执行单 | 1<br>1<br>1<br>2 | | |

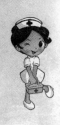

| 项目 | 内容 | 技术操作要求 | 分值 | 扣分原因 | 得分 |
|---|---|---|---|---|---|
| 评估<br>8分 | 查对<br>解释 | ·查对患者、解释说明目的,取得合作<br>·了解病人病情、意识状态及合作程度,了解患者既往有无灌肠的经历<br>·评估患者肛门部位的皮肤和黏膜情况<br>·环境清洁,光线、温度适宜,关闭门窗,屏风遮挡 | 2<br>2<br>2<br>2 | | |
| 操作前准备6分 | 用物准备 | ·六步洗手,戴口罩<br>·用物准备:治疗盘内备:注洗器、量杯或小容量灌肠筒、肛管(20号以下)、温开水5～10 ml、血管钳、润滑剂、棉签;治疗盘外备:弯盘、卫生纸、橡胶单及治疗巾、水温计、医嘱本等;常用灌肠溶液;便盆及便盆巾、输液架、屏风、绒毯 | 2<br>4 | | |
| 操作流程64分 | 插管灌液 | ·携用物置床旁,再次查对床号、姓名<br>·协助病人排尿、排便<br>·根据病情选择卧位,臀部移至床沿,脱裤至膝部,抬高臀部约10 cm<br>·臀下垫橡胶单和治疗巾<br>·注洗器抽吸药液<br>·戴手套,润滑肛管前段<br>·排尽管内空气,夹管<br>·左手分开肛门<br>·右手持肛管轻轻插入直肠内15～20 cm<br>·固定肛管,松开血管钳<br>·检查是否通畅,并告知患者如有便意,做深呼吸<br>·使溶液缓慢流入,药液注入完毕<br>·再注入温开水5～10 ml,抬高肛管末端,使溶液全部灌入<br>·待溶液要灌完时,夹紧橡胶管 | 4<br>2<br>4<br><br>2<br>2<br>3<br>3<br>3<br>3<br>3<br>2<br>2<br>4<br><br>2 | | |
| | 拔出肛管 | ·用卫生纸包住肛管轻轻拔出置弯盘内<br>·擦净肛门<br>·协助患者平卧(嘱患者尽量忍耐,保留药液1小时以上,再排便)<br>·协助患者如厕排便或提供便盆<br>·排便后及时取出便器<br>·撤去橡胶单和治疗巾<br>·协助患者穿裤,使病人取舒适体位<br>·整理床单位,开窗通风换气 | 5<br>2<br>5<br><br>2<br>3<br>3<br>2<br>3 | | |
| 操作后处理6分 | 整理用物 | ·按规定处理用物(在治疗车上处置合理即可),脱手套<br>·六步洗手,脱口罩,做好记录(口述) | 3<br><br>3 | | |
| 综合评价6分 | 整体素质 | ·与病人交谈时,态度和蔼,语言文明<br>·动作轻巧,准确<br>·操作规范,熟练,没有表演痕迹 | 2<br>2<br>2 | | |
| 操作用时5分 | | 10分钟 | 5 | | |

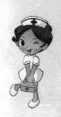

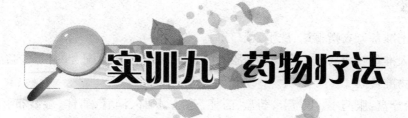

## 第一节 口服给药法

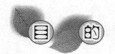

减轻症状、治疗疾病、维持正常生理功能、协助诊断和预防疾病。

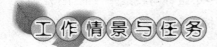

**导入情景：**

李奶奶，72 岁，因血压升高(178/152 mmHg)住院，住院期间需遵医嘱口服降压药物硝苯地平。

**工作任务：**

1. 护士要确保病人及其家属正确掌握高血压疾病的常规病情变化。

2. 熟练掌握硝苯地平及其他常用降压药的正确用药指导。

3. 做好服药者服药期间的常规护理及病情观察。

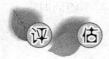

1. 病人目前的病情及治疗情况。

2. 病人的心理状态与合作程度，是否紧张，是否了解口服给药的目的，是否愿意配合和明确如何正确服药，是否了解所服药物的疗效、不良反应等。

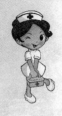

3. 病人能否经口进食等,有无服药禁忌证等。

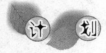

1. 护士准备　衣帽整洁、洗手、戴口罩。

2. 病人准备　向病人及家属解释服药的目的、操作过程及配合的相关内容。

3. 用物准备

(1) 治疗盘:服药本、小药卡、药盘、药杯、药匙、量杯、滴管、研钵、湿纱布、治疗巾、水壶(内盛放温开水)、按需准备纸巾及吸管。

(2) 治疗车:洗手液、锐器盒、医疗垃圾桶、生活垃圾桶。

4. 环境准备　病室光线充足,安静、整洁,无异味。

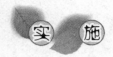

1. 准备　(备药)严格查对→正确取药→再次查对。

先备固体药,然后备水剂与油剂。

(1) 固体药用药匙取药。

(2) 水剂:摇匀→左手持量杯,拇指置于所需刻度→举量杯与视线平→右手持药瓶,瓶签朝上向掌心→倒药至所需刻度→倒毕→以湿纱布擦净瓶口→药瓶放回柜中。不足 1 ml 时,用滴管吸取计量(1 ml＝15 滴)所需药液。

(3) 油剂、滴剂:可在药杯中先加入少量温开水,以免药液附着杯壁影响剂量,防止药液剩余药杯内。

2. 发药　准备分发→核对解释→协助服药→消毒整理。

3. 整理　洗手→脱口罩→记录→协助病人取舒适体位→整理床单位→宣教(用药后的病情观察;如有不适,请按呼叫器)。

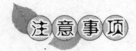

1. 注意严格查对制度,做好"三查七对"工作。同时有多位病人服药时不能同时取出多位病人的药物。

2. 如在发药时病人暂时未在病房应暂缓发药,同时做好交接班工作。

3. 在病人服药期间应严格观察病人的病情变化,如发生异常情况需及时与医生共同处理。

4. 操作过程中应做好沟通解释工作,缓解病人焦虑的情绪和对药物、病情的不理解。

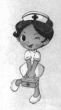

口服给药法评分标准

| 项目 | 内容 | 技术操作要求 | 分值 | 扣分原因 | 得分 |
|---|---|---|---|---|---|
| 素质要求 3分 | 素质内容 | ·报告参赛号码和比赛项目<br>·语言流畅,态度和蔼,面带微笑<br>·仪表端庄,服装整洁 | 1<br>1<br>1 | | |
| 评估 7分 | 查对解释 | ·查对病人、解释说明目的,取得合作<br>·了解病人病情、意识状态及合作程度,了解病人对药物的了解及病情的了解<br>·评估病人口腔及消化道情况,包括口腔是否手术、能否进口进食等<br>·环境清洁舒适,适宜操作 | 2<br>2<br>2<br>1 | | |
| 操作前准备 5分 | 用物准备 | ·六步洗手、戴口罩<br>·治疗盘内用物:服药本、小药卡、药盘、药杯、药匙、量杯、滴管、研钵、湿纱布、治疗巾、水壶(内盛放温开水)、按需准备纸巾及吸管<br>·治疗车内用物:洗手液、锐器盒、医疗垃圾桶、生活垃圾桶 | 1<br>3<br>1 | | |
| 操作流程 75分 | 备药 | ·核对服药本和小药卡,按床号摆放小药杯和小药卡<br>·按"三查七对"的内容查对药物<br>·先备固体药,然后备水剂与油剂<br>(1)固体药用药匙取药<br>(2)水剂:<br>·摇匀<br>·左手持量杯,拇指置于所需刻度<br>·举量杯与视线平<br>·右手持药瓶,瓶签朝上向掌心<br>·倒药至所需刻度<br>·倒毕,以湿纱布擦净瓶口,药瓶放回柜中<br>·不足1 ml时,用滴管吸取计量(1 ml=15滴)所需药液<br>(3)油剂、滴剂:<br>·可在药杯中先加入少量温开水,以免药液附着杯壁影响剂量,防止药液剩余药杯内<br>·再次查对,并盖上治疗巾<br>·口述:整理用物,洗手 | 3<br>5<br>2<br>5<br>2<br>2<br>3<br>2<br>3<br>3<br>3<br>3<br>5<br>3 | | |
| | 发药 | ·携用物至床旁,再次查对床号、姓名<br>·协助病人取适当卧位(半坐位或半卧位)<br>·治疗盘放于方便取用处<br>·核对床号、姓名、药名、剂量、浓度、时间、方法、床头卡,确认无误后再发药<br>·解释服药目的及注意事项<br>·协助病人服药,应根据病人的病情选择合适的服药方式,确认服下后方可离开<br>·协助病人取舒适体位,整理床单位 | 5<br>2<br>2<br>8<br>5<br>6<br>3 | | |
| 操作后处理 5分 | 整理用物 | ·按规定处理用物,收回药杯、药盘,先浸泡消毒,冲洗干净后再次消毒备用(口述)<br>·六步洗手,脱口罩,做好记录(口述)<br>·随时观察服药者服药后的反应,若有异常及时联系医生进行处理(口述) | 2<br>1<br>2 | | |

| 项目 | 内容 | 技术操作要求 | 分值 | 扣分原因 | 得分 |
|---|---|---|---|---|---|
| 综合评价5分 | 整体素质 | • 与病人交谈时,态度和蔼,语言文明<br>• 动作轻巧,准确<br>• 操作规范,熟练,没有表演痕迹 | 2<br>1<br>2 | | |
| 操作用时 | | 10分钟 | | | |

# 第二节　超声波雾化吸入法

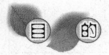

1. 消炎　治疗呼吸道感染消除炎症。
2. 祛痰　稀释痰液以利排除。
3. 止咳　解除支气管痉挛,改善通气功能。

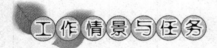

**导入情景:**

李奶奶,72岁,因上呼吸道感染住院,住院期间为了减轻呼吸道感染症状,遵医嘱需给予其超声波雾化吸入。

**工作任务:**

1. 护士要确保病人能准确进行超声波雾化吸入法。
2. 熟练掌握超声波雾化吸入法的注意事项。
3. 做好超声波雾化吸入病人治疗期间的常规护理。

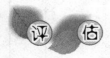

1. 病人目前的病情及治疗情况,药物过敏史。

2. 病人的心理状态与合作程度,既往是否接受过类似的治疗,是否紧张,是否了解超声波雾化吸入法的目的,是否愿意配合和明确如何配合超声波雾化吸入法等。

3. 病人血氧饱和度是否正常、呼吸道是否通畅、有无支气管痉挛;病人面部及口腔黏

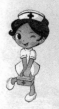

膜有无感染、溃疡等。

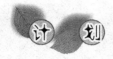

1. 护士准备　衣帽整洁、洗手、戴口罩。

2. 病人准备　病人了解超声波雾化吸入法的目的、方法、注意事项及配合要点,病人应取卧位或坐位接受治疗。

3. 用物准备

(1) 超声波雾化吸入器一套。

(2) 水温计、弯盘、冷蒸馏水、生理盐水。

(3) 药液

1) 控制呼吸道感染,消除炎症:常用抗生素,如庆大霉素、卡那霉素等。

2) 解除支气管痉挛:常用氨茶碱、沙丁胺醇等。

3) 稀释痰液,帮助祛痰:常用 α-糜蛋白酶等。

4) 减轻呼吸道黏膜水肿:常用地塞米松等。

4. 环境准备　病室光线充足,安静、整洁,温湿度适宜。

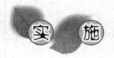

1. 检查连接　检查雾化器→连接雾化器主件及附件→加蒸馏水(要求浸没雾化罐底部透声膜)。

2. 配制药液　药液用生理盐水稀释至 30～50 ml 倒入雾化罐内。

3. 核对解释　携用物至病人床旁→核对病人姓名、床号→解释超声波雾化吸入的目的及注意事项→将病人安置于卧位或坐位。

4. 调节雾量　接通电源→预热 3～5 分钟→调整定时开关至所需时间→打开雾化开关调节雾量→将口含嘴放入病人口中,指导其进行深呼吸(小儿或体弱不能含住口含嘴的病人可使用面罩)。

5. 观察处理　注意观察水槽内蒸馏水的水位及水温并及时处理。

6. 关机整理　治疗毕,取下口含嘴→关雾化开关,关电源开关→擦净病人面部并将其安置于舒适体位,整理床单位→整理用物:将口含嘴、雾化罐、螺纹管浸泡消毒 1 小时,然后洗净备用→洗手,记录。

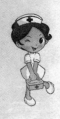 

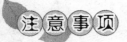

1. 使用前检查各部件。
2. 防止损坏水槽底部的晶体换能器和底部的透声膜。
3. 切忌加热水或温水。
4. 连续使用时中间需间隔30分钟。
5. 观察病人痰液排出情况,不易咳出时,应予以拍背以助排出,必要时吸痰。

**超声波雾化吸入法评分标准**

| 项目 | 内容 | 技术操作要求 | 分值 | 扣分原因 | 得分 |
|------|------|------|------|------|------|
| 素质要求 3分 | 素质内容 | · 报告参赛号码和比赛项目<br>· 语言流畅,态度和蔼,面带微笑<br>· 仪表端庄,服装整洁 | 1<br>1<br>1 | | |
| 评估 13分 | 查对解释 | · 查对病人,解释说明目的,取得合作<br>· 了解病人病情、意识状态及合作程度,了解病人既往有无相关药物过敏史<br>· 评估病人呼吸道情况,包括呼吸道是否通畅、有无感染等,评估病人血氧饱和度情况<br>· 环境清洁舒适,适宜操作 | 2<br>5<br><br>4<br><br>2 | | |
| 操作前准备 10分 | 用物准备 | · 六步洗手,戴口罩<br>· 超声波雾化吸入器<br>· 水温计、弯盘、冷蒸馏水、生理盐水<br>· 根据病人的病情遵医嘱准备合适的药液 | 3<br>2<br>2<br>3 | | |
| 操作流程 60分 | 雾化吸入 | · 操作前检查装置是否完好<br>· 准确连接雾化器主件和附件,水槽内加冷蒸馏水<br>· 核对药物<br>· 将药物加生理盐水稀释至30～50 ml<br>· 加入雾化罐,检查有无漏水,放入水槽<br>· 携用物至病人床旁,核对、解释<br>· 协助病人取卧位或坐位<br>· 颌下铺治疗巾<br>· 接通电源,调整定时开关(一般15～20分钟)<br>· 调节雾量<br>· 将口含嘴放入病人口中,嘱病人闭口深呼吸<br>· 询问病人感受,协助病人取舒适卧位,爱护体贴病人,整理床单位<br>· 使用过程中,应注意观察病人的病情变化及雾化装置的使用情况并及时处理(口述) | 3<br>4<br><br>5<br>2<br>2<br>5<br>2<br>2<br>4<br>4<br>5<br>4<br><br>4 | | |
| | 关闭机器 | · 报告(口述):雾化吸入完毕,关闭机器,处理病人<br>· 携治疗车至病人床旁,查对解释<br>· 取下口含嘴,擦净病人面部<br>· 先关雾量开关,再关电源开关 | 2<br><br>4<br>3<br>5 | | |

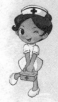

续表

| 项目 | 内容 | 技术操作要求 | 分值 | 扣分原因 | 得分 |
|------|------|------------|------|---------|------|
| 操作后处理9分 | 整理用物 | · 按规定处理用物:浸泡口含嘴、雾化罐、螺纹管1小时,洗净后备用<br>· 六步洗手,脱口罩,做好记录(口述) | 5<br><br>4 | | |
| 综合评价5分 | 整体素质 | · 与病人交谈时,态度和蔼,语言文明<br>· 动作轻巧,准确<br>· 操作规范,熟练,没有表演痕迹 | 2<br>1<br>2 | | |
| 操作用时 | | 10分钟 | | | |

# 第三节 注 射 法

## 一、皮内注射法

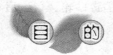

1. 药物过敏实验,以观察有无过敏反应。
2. 预防接种。
3. 局部麻醉先驱步骤。

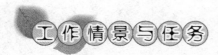

**导入情景:**

  李奶奶,72岁,因上呼吸道感染住院,为了减轻感染症状,需遵医嘱为其进行青霉素注射,注射前为了确定其是否对青霉素过敏需进行青霉素皮内注射进行验证。

**工作任务:**

1. 护士要确保病人对青霉素过敏实验的注意事项及操作过程有所了解。
2. 熟练掌握青霉素过敏实验的注意事项。
3. 做好青霉素过敏实验病人操作前后的常规护理。

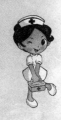

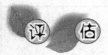

1. 病人目前的病情及治疗情况,用药史和过敏史。

2. 病人的心理状态与合作程度,是否愿意配合和明确如何配合,是否了解皮内注射的目的、注意事项等。

3. 病人注射部位的皮肤情况 药物过敏实验选择前臂掌侧下段,预防接种选择上臂三角肌下缘,局部麻醉选择麻醉处等。皮肤是否完好,有无破损、硬结、瘢痕、溃疡等影响操作及治疗的皮肤问题。

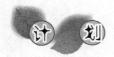

1. 护士准备 衣帽整洁、洗手、戴口罩。

2. 病人准备 了解皮内注射的目的、注意事项。选择舒适体位暴露注射部位。

3. 用物准备

(1) 基础治疗盘:无菌持物镊、皮肤消毒液(75％乙醇)、无菌棉签、消毒砂轮、弯盘、启瓶器等。

(2) 1 ml 一次性注射器、注射卡。

(3) 遵医嘱准备药液。如为药物过敏实验还需准备 0.1‰盐酸肾上腺素注射液及相应的注射器。

(4) 治疗车:洗手液、锐器盒、医疗垃圾桶、生活垃圾桶。

4. 环境准备 病室光线充足,安静、整洁,根据需要遮挡病人。

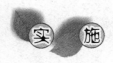

1. 准备 遵医嘱吸取药液→推治疗车至床旁(病人右侧)→核对、解释→戴口罩→协助病人取舒适卧位并暴露注射部位。

2. 穿刺、注射 选择注射部位→评估注射部位皮肤情况→消毒皮肤(忌用碘酊消毒以免影响对局部反应的观察)→再次核对,排尽空气→穿刺、注射(进针角度 5°,针尖斜面向上,注入 0.1 ml 药液)。

3. 拔针 注射完毕,迅速拔出针头,勿按压针眼。

4. 整理 再次核对→整理用物(针头应丢弃于锐器桶内)→协助病人取舒适体位→整理床单位→宣教(勿离开病室,勿按压抓挠揉擦注射部位,如有不适立即通知医护人

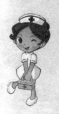

员)→洗手→脱口罩→记录(如为药物过敏实验应在注射 15～20 分钟后观察局部反应作出判断,并按要求记录在病历及其他病人相关信息上)。

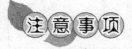

1. 注射前询问病人有无过敏史。

2. 忌用含碘消毒剂。

(1) 以免着色影响对局部反应的观察;

(2) 以免与碘过敏反应相混淆。

3. 进针角度不宜太大。

4. 嘱病人勿按揉注射部位。

### 皮内注射法评分标准

| 项目 | 内容 | 技术操作要求 | 分值 | 扣分原因 | 得分 |
|---|---|---|---|---|---|
| 素质要求<br>3分 | 素质<br>内容 | ·报告参赛号码和比赛项目<br>·语言流畅,态度和蔼,面带微笑<br>·仪表端庄,服装整洁 | 1<br>1<br>1 | | |
| 评估<br>10分 | 查对<br>解释 | ·查对病人,解释说明目的,取得合作<br>·了解病人病情、意识状态及合作程度,了解病人既往有无相应药物的注射史和过敏史<br>·评估病人注射部位皮肤情况<br>·环境清洁舒适,适宜操作 | 2<br>4<br><br>2<br>2 | | |
| 操作前准备9分 | 用物准备 | ·六步洗手,戴口罩<br>·基础治疗盘:无菌持物镊、皮肤消毒液(0.5%碘附或2%碘酊、75%乙醇)、无菌棉签、消毒砂轮、弯盘、启瓶器等。1 ml 一次性注射器、注射卡。遵医嘱准备药液。如为药物过敏实验还需准备 0.1%盐酸肾上腺素注射液及相应的注射器<br>·治疗车:洗手液、锐器盒、医疗垃圾桶、生活垃圾桶 | 3<br>5<br><br><br><br><br><br>1 | | |
| 操作流程56分 | 穿刺、注射 | ·携用物置床旁,再次查对床号、姓名<br>·协助病人取舒适体位<br>·选择注射部位并暴露注射部位皮肤<br>·治疗盘放于方便取用处<br>·消毒皮肤:用75%乙醇消毒,如病人对乙醇过敏应酌情考虑使用生理盐水进行局部清洁即可<br>·再次查对,排尽空气<br>·一手绷紧皮肤,一手持注射器(采用平持式持用注射器)<br>·使针尖斜面朝上,与皮肤成5°刺入皮内<br>·待针尖斜面全部进入皮内后放平注射器<br>·用绷紧皮肤的手的拇指固定针栓<br>·注入药液 0.1 ml,使局部隆起形成一皮丘 | 5<br>1<br>5<br>1<br>5<br><br><br>5<br>4<br><br>5<br>5<br>3<br>5 | | |

续表

| 项目 | 内容 | 技术操作要求 | 分值 | 扣分原因 | 得分 |
|------|------|-------------|------|---------|------|
| 操作流程 | 拔针 | ·注射完毕,迅速拔出针头<br>·勿按压针眼<br>·再次核对 | 4<br>3<br>5 | | |
| 操作后处理17分 | 整理用物记录 | ·整理用物:针头应丢弃于锐器桶内,注射器空筒及活塞丢弃于医疗垃圾桶内,其余垃圾按分类垃圾进行处理<br>·协助病人取舒适体位,整理床单位<br>·宣教:对于进行药物过敏实验的病人应嘱咐其勿离开病室,勿按压抓挠揉擦注射部位,如有不适立即通知医护人员<br>·六步洗手,脱口罩<br>·做好记录:如为药物过敏实验应在注射15～20分钟后观察局部反应作出判断,并按要求记录在病历上 | 3<br><br><br>2<br>5<br><br><br>2<br>5 | | |
| 综合评价5分 | 整体素质 | ·与病人交谈时,态度和蔼,语言文明<br>·动作轻巧,准确<br>·操作规范,熟练,没有表演痕迹 | 2<br>1<br>2 | | |
| 操作用时 | | 10分钟 | | | |

## 二、皮下注射法

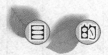

1. 用于不宜口服,但需在一定时间内发挥药效时。

2. 预防接种。

3. 局部麻醉。

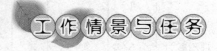

**导入情景:**

李奶奶,72 岁,因糖尿病空腹血糖升高至 8.7 mmol/L 入院,为保持其血糖维持在正常范围,护士需遵医嘱为其进行胰岛素皮下注射。

**工作任务:**

1. 护士要确保病人对胰岛素皮下注射法的注意事项及操作过程有所了解。

2. 熟练掌握胰岛素皮下注射的注意事项。

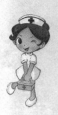

3. 做好胰岛素皮下注射病人操作前后的常规护理。

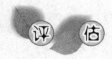

1. 病人目前的病情及治疗情况,用药史。

2. 病人的心理状态与合作程度,是否愿意配合和明确如何配合,是否了解皮下注射的目的、注意事项等。

3. 病人注射部位的皮肤情况　根据注射目的选择合适的注射部位,可选择上臂三角肌下缘、两侧腹壁、后背、大腿前侧和外侧。皮肤是否完好,有无破损、硬结、瘢痕、溃疡等影响操作及治疗的皮肤问题。

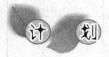

1. 护士准备　衣帽整洁、洗手、戴口罩。

2. 病人准备　向病人及家属解释皮下注射的目的、操作过程及配合的相关内容。

3. 用物准备

(1)基础治疗盘:无菌持物镊、皮肤消毒液(0.5％碘附或 2％碘酊、75％乙醇)、无菌棉签、消毒砂轮、弯盘、启瓶器等。

(2)1～2 ml 一次性注射器、注射卡。

(3)遵医嘱准备药液。

(4)治疗车:洗手液、锐器盒、医疗垃圾桶、生活垃圾桶。

4. 环境准备　病室光线充足,安静、整洁,根据需要遮挡病人。

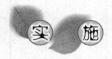

1. 准备　洗手→戴口罩→核对药液和医嘱及注射卡→按医嘱抽取药液→推治疗车至床旁(病人右侧)→核对、解释→协助病人取舒适体位。

2. 注射　选择注射部位→常规消毒皮肤→再次核对,排尽空气→穿刺(与皮肤成30°～40°角,快速刺入针梗的 1/2 到 1/3)→推药(抽动活塞确定无回血后缓慢推药)。

3. 拔针、按压　用无菌干棉签轻压穿刺处,快速拔针,按压片刻直至不出血为止。

4. 整理　将医疗废物按医疗垃圾分类进行处理→协助病人取舒适体位→整理床单位→洗手→脱口罩→记录。

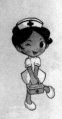

## 注意事项

1. 长期注射,有计划地更换注射部位。
2. 刺激性过强的药物不宜做皮下注射。
3. 药液不足 1 ml 时,选 1 ml 注射器。
4. 进针角度不宜超过 45°,过瘦者捏起注射部位并减少进针角度。

### 皮下注射法评分标准

| 项目 | 内容 | 技术操作要求 | 分值 | 扣分原因 | 得分 |
|---|---|---|---|---|---|
| 素质要求3分 | 素质内容 | • 报告参赛号码和比赛项目<br>• 语言流畅,态度和蔼,面带微笑<br>• 仪表端庄,服装整洁 | 1<br>1<br>1 | | |
| 评估10分 | 查对解释 | • 查对病人、解释说明目的,取得合作<br>• 了解病人病情、意识状态及合作程度,了解病人既往有无相应药物的注射史和过敏史<br>• 评估病人注射部位皮肤情况<br>• 环境清洁舒适,适宜操作 | 2<br>4<br><br>2<br>2 | | |
| 操作前准备10分 | 用物准备 | • 六步洗手,戴口罩<br>• 基础治疗盘:无菌持物镊、皮肤消毒液(0.5%碘附或2%碘酊、75%乙醇)、无菌棉签、消毒砂轮、弯盘、启瓶器等。1~2 ml一次性注射器、注射卡。遵医嘱准备药液<br>• 治疗车:洗手液、锐器盒、医疗垃圾桶、生活垃圾桶 | 4<br>5<br><br><br><br>1 | | |
| 操作流程58分 | 穿刺、注射 | • 携用物置床旁,再次查对床号、姓名<br>• 协助病人取舒适体位<br>• 选择注射部位并暴露注射部位皮肤<br>• 治疗盘放于方便取用处<br>• 消毒皮肤:使用0.5%碘附消毒两次,或2%碘酊消毒一次后用75%乙醇脱碘进行消毒<br>• 再次查对,排尽空气<br>• 一手绷紧皮肤,一手持注射器(应保证示指固定针栓)<br>• 使针尖斜面朝上,与皮肤成30°~40°角快速刺入皮下<br>• 松开绷紧皮肤的手,抽动活塞确定无回血<br>• 缓慢注入药液 | 6<br>2<br>4<br>1<br>5<br><br>6<br>4<br><br>6<br><br>5<br>5 | | |
| | 拔针 | • 注射完毕,用无菌干棉签轻压穿刺处<br>• 迅速拔出针头,按压至不出血为止<br>• 再次核对 | 3<br>4<br>6 | | |

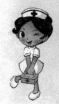

续表

| 项目 | 内容 | 技术操作要求 | 分值 | 扣分原因 | 得分 |
|------|------|--------------|------|----------|------|
| 操作后处理 14 分 | 整理用物 | • 整理用物：针头应丢弃于锐器桶内，注射器空筒及活塞丢弃于医疗垃圾桶内，其余垃圾按分类垃圾进行处理<br>• 协助病人取舒适体位，整理床单位<br>• 六步洗手，脱口罩<br>• 做好记录：记录注射时间、药物名称、剂量、浓度 | 4<br><br><br>2<br>4<br>4 | | |
| 综合评价 5 分 | 整体素质 | • 与病人交谈时，态度和蔼，语言文明<br>• 动作轻巧，准确<br>• 操作规范，熟练，没有表演痕迹 | 2<br>1<br>2 | | |
| 操作用时 | | 10 分钟 | | | |

### 三、肌内注射法

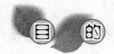

注入药物，用于不宜或不能口服及静脉注射的药物且要求比皮下注射起效更快时。

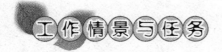

**导入情景：**

李奶奶，72 岁，因上呼吸道感染入院，为了减轻感染症状，需遵医嘱为其进行青霉素肌内注射。

**工作任务：**

1. 护士要确保病人对青霉素肌内注射法的注意事项及操作过程有所了解。

2. 熟练掌握青霉素肌内注射的注意事项。

3. 做好青霉素肌内注射病人操作前后的常规护理。

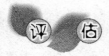

1. 病人目前的病情及治疗情况，用药史。

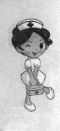

2. 病人的心理状态与合作程度,是否愿意配合和明确如何配合,是否了解肌内注射的目的、注意事项等。

3. 病人注射部位的皮肤情况　根据注射目的选择合适的注射部位,可选择臀大肌、臀中肌、臀小肌、股外侧肌及上臂三角肌,其中臀大肌为首选注射部位。皮肤是否完好,有无破损、硬结、瘢痕、溃疡等影响操作及治疗的皮肤问题。

## 注射部位选择及定位

1. 臀大肌注射定位法

(1) 十字法:从臀裂顶点向左或向右划一水平线,然后从髂嵴最高点作一垂线,将一侧臀部分为四个象限,其外上象限(避开内角)为注射区。

(2) 连线法:从髂前上棘至尾骨作一连线,其外上 1/3 处为注射部位。

2. 臀中肌、臀小肌注射定位法

(1) 以示指尖和中指尖分别置于髂前上棘和髂嵴下缘处,在髂嵴、示指、中指之间构成一个三角形区域,示指和中指构成的内角为注射区。

(2) 髂前上棘外侧三横指处(以病人的手指宽度为准)。

3. 股外侧肌注射定位法　大腿中段外侧。一般成人取髋关节下 10 cm 至膝关节的范围。

4. 上臂三角肌注射定位法　上臂外侧,肩峰下 2～3 横指处。可做小剂量注射。

## 计划

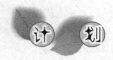

1. 护士准备　衣帽整洁、洗手、戴口罩。

2. 病人准备　向病人及家属解释肌内注射的目的、操作过程及配合的相关内容。根据注射部位选择合适的体位。

一般可选择侧卧位(上腿伸直,下腿稍弯曲)和俯卧位(足尖相对,足跟分开,头偏向一侧)及坐位、仰卧位(自然平躺,肌肉放松)。

(1) 注射臀大肌可选择侧卧位、俯卧位、坐位。

(2) 注射臀中肌和臀小肌可选择侧卧位、俯卧位、坐位、仰卧位。

(3) 注射股外侧肌可选择侧卧位、俯卧位、坐位、仰卧位。

(4) 注射上臂三角肌可选择侧卧位、俯卧位、坐位、仰卧位。

3. 用物准备

(1) 基础治疗盘:无菌持物镊、皮肤消毒液(0.5％碘附或 2％碘酊、75％乙醇)、无菌棉签、消毒砂轮、弯盘、启瓶器等。

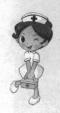

(2) 2～5 ml 一次性注射器、注射卡。

(3) 遵医嘱准备药液。

(4) 治疗车:洗手液、锐器盒、医疗垃圾桶、生活垃圾桶。

4. **环境准备**  病室光线充足,安静、整洁,根据需要遮挡病人。

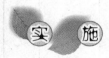

1. **准备**  洗手→戴口罩→核对药液和医嘱及注射卡→按医嘱抽取药液→推治疗车至床旁(病人右侧)→核对、解释→根据注射部位选择合适的体位。

2. **注射**  选择注射部位→常规消毒皮肤→再次核对,排尽空气→穿刺(与皮肤垂直,快速刺入)→推药(抽动活塞确定无回血后缓慢推药)。

3. **拔针、按压**  用无菌干棉签轻压穿刺处,快速拔针,按压片刻直至不出血为止。

4. **整理**  将医疗废物按医疗垃圾分类进行处理→协助病人取舒适体位→整理床单位→洗手→脱口罩→记录。

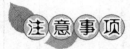

1. 2 岁以下婴幼儿常选择臀中肌、臀小肌注射,不宜选用臀大肌。

2. 注射时切勿将针梗全部刺入,防针梗衔接处折断。针头折断,保持局部与肢体不动,用血管钳将断端取出。

3. 长期注射,应交替更换注射部位。如出现硬结,可用热敷,外敷活血药物,理疗等。

4. 两种或两种以上药物同时注射时,注意药物的配伍禁忌。

肌内注射法评分标准

| 项目 | 内容 | 技术操作要求 | 分值 | 扣分原因 | 得分 |
|---|---|---|---|---|---|
| 素质要求<br>3分 | 素质<br>内容 | ·报告参赛号码和比赛项目<br>·语言流畅,态度和蔼,面带微笑<br>·仪表端庄,服装整洁 | 1<br>1<br>1 | | |
| 评估<br>12分 | 查对<br>解释 | ·查对病人、解释说明目的,取得合作<br>·了解病人病情、意识状态及合作程度,了解病人既往有无相应药物的注射史和过敏史<br>·评估病人注射部位皮肤情况<br>·环境清洁舒适,适宜操作 | 3<br>5<br>3<br>1 | | |
| 操作前准备10分 | 用物准备 | ·六步洗手、戴口罩<br>·基础治疗盘:无菌持物镊、皮肤消毒液(0.5%碘附或2%碘酊、75%乙醇)、无菌棉签、消毒砂轮、弯盘、启瓶器等。2～5 ml 一次性注射器、注射卡。遵医嘱准备药液<br>·治疗车:洗手液、锐器盒、医疗垃圾桶、生活垃圾桶 | 4<br>5<br><br><br><br><br>1 | | |

| 项目 | 内容 | 技术操作要求 | 分值 | 扣分原因 | 得分 |
|---|---|---|---|---|---|
| 操作流程 58 分 | 穿刺、注射 | · 携用物置床旁,再次查对床号、姓名 | 6 | | |
| | | · 协助病人根据注射部位取合适体位 | 4 | | |
| | | · 选择注射部位并暴露注射部位皮肤 | 5 | | |
| | | · 治疗盘放于方便取用处 | 1 | | |
| | | · 消毒皮肤:使用 0.5%碘附消毒两次,或 2%碘酊消毒一次后用 75%乙醇脱碘进行消毒 | 5 | | |
| | | · 再次查对,排尽空气 | 6 | | |
| | | · 一手绷紧皮肤,一手持注射器(以执笔式持注射器,且应保证中指固定针栓) | 3 | | |
| | | · 与皮肤垂直,快速刺入,切勿将针头全部刺入,但消瘦及小儿进针深度应酌情变浅 | 6 | | |
| | | · 松开绷紧皮肤的手,抽动活塞确定无回血 | 5 | | |
| | | · 缓慢注入药液 | 5 | | |
| | 拔针 | · 注射完毕,用无菌干棉签轻压穿刺处 | 3 | | |
| | | · 迅速拔出针头,按压至不出血为止 | 4 | | |
| | | · 再次核对 | 5 | | |
| 操作后处理 12 分 | 整理用物 | · 整理用物:针头应丢弃于锐器桶内,注射器空筒及活塞丢弃于医疗垃圾桶内,其余垃圾按分类垃圾进行处理 | 3 | | |
| | | · 协助病人取舒适体位,整理床单位 | 2 | | |
| | | · 六步洗手,脱口罩 | 4 | | |
| | | · 做好记录:记录注射时间、药物名称、剂量、浓度 | 3 | | |
| 综合评价 5 分 | 整体素质 | · 与病人交谈时,态度和蔼,语言文明 | 2 | | |
| | | · 动作轻巧,准确 | 1 | | |
| | | · 操作规范,熟练,没有表演痕迹 | 2 | | |
| 操作用时 | | 10 分钟 | | | |

## 四、静脉注射法

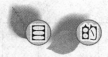

1. 注入药物,用于不宜口服、皮内、皮下、肌内注射的药物,或需迅速发挥药效时。
2. 做诊断性检查。
3. 静脉营养治疗。
4. 输液或输血。

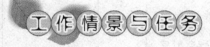

**导入情景:**

李奶奶,72 岁,因上呼吸道感染入院,住院期间食欲缺乏,身体消瘦,为了维持其营养

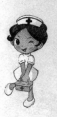

供给,需对其进行静脉营养支持治疗,在进行静脉营养支持治疗时为了避免药液外漏造成组织损害需先用生理盐水进行静脉注射确保针头在血管内。

**工作任务:**

1. 护士要确保病人对静脉注射法的注意事项及操作过程有所了解。

2. 熟练掌握静脉注射的注意事项。

3. 做好静脉注射病人操作前后的常规护理。

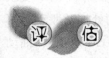

1. 病人目前的病情及治疗情况,用药史。

2. 病人的心理状态与合作程度,是否愿意配合和明确如何配合,是否了解静脉注射的目的、注意事项等。

3. 病人注射部位的皮肤情况　常用静脉包括四肢浅静脉(如肘正中静脉、贵要静脉、头静脉、大隐静脉);头皮静脉(额静脉、颞浅静脉);股静脉。皮肤是否完好、有无破损、硬结、瘢痕、溃疡等影响操作及治疗的皮肤问题。

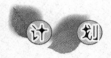

1. 护士准备　衣帽整洁、洗手、戴口罩。

2. 病人准备　向病人及家属解释静脉注射的目的、操作过程及配合的相关内容。

3. 用物准备

(1) 基础治疗盘:无菌持物镊、皮肤消毒液(0.5%碘附或2%碘酊、75%乙醇)、无菌棉签、消毒砂轮、弯盘、启瓶器等。

(2) 根据药液的剂量选择合适的一次性注射器、注射卡、无菌纱布、止血带、消毒小垫枕、医用胶布、一次性治疗巾。

(3) 遵医嘱准备药液。

(4) 治疗车:洗手液、锐器盒、医疗垃圾桶、生活垃圾桶。

4. 环境准备　病室光线充足,安静、整洁,根据需要遮挡病人。

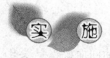

1. 准备　洗手→戴口罩→核对药液和医嘱及注射卡→按医嘱抽取药液→推治疗车至床旁(病人右侧)→核对、解释→协助病人取舒适体位。

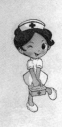

2. 注射

四肢静脉注射:选择注射部位(选择粗直、弹性好、易于固定的静脉,避开关节和静脉瓣)→垫小垫枕和治疗巾→扎止血带(在穿刺部位上方即近心端约 6 cm 处)→常规消毒皮肤→备胶布→嘱病人握拳→再次核对,排尽空气→穿刺(绷紧皮肤,与皮肤成 15°～30° 角,针尖斜面向上,沿静脉方向进针,见回血后,再沿静脉进针少许)→两松一固定(松止血带、松拳、固定针头)→缓慢推药。

股静脉注射:协助病人取仰卧位,下肢伸直略外展外旋→排尽空气→常规消毒皮肤并消毒左手示指和中指→再次核对→确定穿刺部位(左手示指于腹股沟处扪及股动脉搏动最明显处并固定)→穿刺(与皮肤垂直或成 45°角,在股动脉内侧 0.5 cm 处刺入,抽动活塞见回血提示针头进入股静脉)→固定针头→缓慢推药。

头皮静脉注射:选择合适的静脉→排尽空气→备胶布→常规消毒皮肤→再次核对→穿刺(由助手固定病人头部,术者一手示指、拇指固定静脉两端,沿静脉向心方向平行进针,见回血后推药少许)→(无异常)固定针头→缓慢推药。

3. 拔针、按压　用无菌干棉签轻压穿刺处,快速拔针,按压片刻直至不出血为止。如为股静脉注射则需用无菌纱布加压止血 3～5 分钟直至不出血,然后用胶布固定纱布。

4. 整理　将医疗废物按医疗垃圾分类进行处理→协助病人取舒适体位→整理床单位→洗手→脱口罩→记录。

## 注意事项

1. 根据病人年龄、病情及药物性质,掌握推药速度,随时听取病人主诉,观察病人及注射局部情况。

2. 注射对组织有强烈刺激性的药物时:

(1) 另备有生理盐水的注射器和头皮针;

(2) 注射穿刺成功后,先注入少量生理盐水,证实针头在静脉内;

(3) 再换上抽有药液的注射器缓慢推药,以免药液外溢而致组织坏死。

3. 严格无菌操作,以防感染。

4. 对有出血倾向的病人不宜采用股静脉注射术。

5. 股静脉注射术操作时若抽出鲜红色血:说明进入股动脉,立即拔出针头,用无菌纱布紧压穿刺处 5～10 分钟直至无出血,改由另一侧穿刺。

6. 对需长期进行静脉注射的病人应有计划地由小到大,由远心端到近心端选择静脉。

7. 进行小儿头皮静脉注射过程中应随时注意小儿的变化,随时试抽回血确保针头仍在血管中。如局部疼痛或肿胀隆起,回抽无回血提示针头滑出血管,应拔出针头,更换部位,重新穿刺。

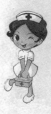

### 静脉注射法评分标准

| 项目 | 内容 | 技术操作要求 | 分值 | 扣分原因 | 得分 |
|---|---|---|---|---|---|
| 素质要求<br>3分 | 素质<br>内容 | ·报告参赛号码和比赛项目<br>·语言流畅,态度和蔼,面带微笑<br>·仪表端庄,服装整洁 | 1<br>1<br>1 | | |
| 评估<br>11分 | 查对<br>解释 | ·查对病人,解释说明目的,取得合作<br>·了解病人病情、意识状态及合作程度,了解病人既往有无相应药物的注射史和过敏史<br>·评估病人注射部位皮肤情况<br>·环境清洁舒适,适宜操作 | 3<br>4<br><br>3<br>1 | | |
| 操作前准备8分 | 用物准备 | ·六步洗手,戴口罩<br>·基础治疗盘:无菌持物镊、皮肤消毒液(0.5%碘附或2%碘酊、75%乙醇)、无菌棉签、消毒砂轮、弯盘、启瓶器等。根据药液的剂量选择合适的一次性注射器、注射卡、无菌纱布、止血带、消毒小垫枕、医用胶布、一次性治疗巾。遵医嘱准备药液<br>·治疗车:洗手液、锐器盒、医疗垃圾桶、生活垃圾桶 | 1<br>6<br><br><br><br><br><br><br>1 | | |
| 操作流程60分 | 穿刺、注射 | ·携用物置床旁,再次查对床号、姓名<br>·协助病人取舒适体位<br>四肢静脉注射:<br>·选择注射部位:选择粗直、弹性好、易于固定的静脉,避开关节和静脉瓣<br>·在穿刺部位下方垫小垫枕和治疗巾<br>·扎止血带:在穿刺部位上方即近心端约6 cm处<br>·常规消毒皮肤<br>·备胶布<br>·嘱病人握拳<br>·再次核对,排尽空气<br>·穿刺:一手拇指绷紧静脉下端皮肤,一手持注射器,示指固定针栓,针尖斜面向上与皮肤成15°～30°角,沿静脉方向进针,见回血后,再沿静脉进针少许<br>·两松一固定:松止血带、松拳、固定针头<br>缓慢推药<br>股静脉注射:<br>·协助病人取仰卧位,下肢伸直略外展外旋<br>·排尽空气<br>·常规消毒皮肤并消毒左手示指和中指<br>·再次核对<br>·确定穿刺部位:左手示指于腹股沟处扪及股动脉搏动最明显处并固定<br>·穿刺:与皮肤垂直或成45°角,在股动脉内侧0.5 cm处刺入,抽动活塞见回血提示针头进入股静脉<br>·固定针头<br>·缓慢推药<br>头皮静脉注射:<br>·选择合适的静脉:病人取仰卧位或侧卧位,必要时应剃去注射部位毛发<br>·排尽空气<br>·备胶布<br>·常规消毒皮肤<br>·再次核对<br>·穿刺:由助手固定病人头部,术者一手示指、拇指固定静脉两端,一手持头皮针小翼,沿静脉向心方向平行进针,见回血后推药少许<br>·无异常,固定针头<br>·缓慢推药 | 1<br>1<br><br>2<br><br>1<br>2<br>2<br>1<br>1<br>1<br>5<br><br><br><br>2<br><br><br>2<br>2<br>2<br>2<br>5<br><br>5<br><br><br>2<br>2<br><br>4<br><br>2<br>1<br>2<br>1<br>5<br><br><br><br>2<br>2 | | |

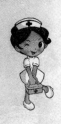 

| 项目 | 内容 | 技术操作要求 | 分值 | 扣分原因 | 得分 |
|---|---|---|---|---|---|
| 操作流程8分 | 拔针 | ·注射完毕,用无菌干棉签轻压穿刺处<br>·迅速拔出针头,按压至不出血为止(股静脉注射术应用无菌纱布加压止血3~5分钟直至不出血,然后用胶布固定纱布)<br>·再次核对 | 2<br><br>4<br><br><br>2 | | |
| 操作后处理5分 | 整理用物 | ·整理用物:针头应丢弃于锐器桶内,注射器空筒及活塞丢弃于医疗垃圾桶内,其余垃圾按分类垃圾进行处理<br>·协助病人取舒适体位,整理床单位<br>·六步洗手,脱口罩<br>·做好记录:记录注射时间、药物名称、剂量、浓度 | 2<br><br><br>1<br>1<br>1 | | |
| 综合评价5分 | 整体素质 | ·与病人交谈时,态度和蔼,语言文明<br>·动作轻巧,准确<br>·操作规范,熟练,没有表演痕迹 | 2<br>1<br>2 | | |
| 操作用时 | | 10分钟 | | | |

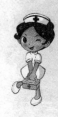

# 实训十 静脉输液与输血法

## 第一节 静脉输液法

### 一、密闭式静脉输液法

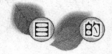

1. 掌握静脉输液的目的,熟悉常用溶液的作用。
2. 学会几种常用输液法及输液中常见故障的排除。
3. 能够准确完成周围静脉输液法。
4. 要求做到 严格执行查对制度和无菌操作。
5. 达到效果 克服恐惧心理,体验病人感受。

工 作 情 景 与 任 务

**导入情景:**

患者男性,72 岁,脑血管疾病,医嘱静脉输液,输入血栓通。

**工作任务:**

1. 严格实行"三查八对"。
2. 输液程序正确,用物准备齐全。
3. 操作方法正规,符合无菌操作原则。
4. 合理选用静脉,提高穿刺成功率。

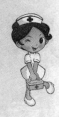

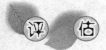

5. 操作时动作轻稳,主动与患者交流。

6. 滴速适宜,符合病情需要。

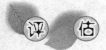

1. 输液的目的、药液的作用、注意事项。

2. 患者的病情、身体状况、年龄、药物过敏史。

3. 心理状态及配合程度。

4. 穿刺部位的皮肤、血管及肢体活动情况。

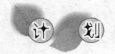

1. 护士准备　洗手、戴口罩。

2. 用物准备

填卡:根据医嘱填写输液卡,并核对备药。

检查:核对药物(药名、浓度、剂量、用法、保质期)。检查注射器(生产日期、生产批号),检查药物(有无破损、变质),溶液是否澄清,有无浑浊、变质、变色。将瓶身倒置,有无沉淀或絮状物等,瓶口有无松动,瓶身有无裂痕。

加药:填写、核对输液卡(床号、姓名、药名、浓度、剂量、用法、时间),将输液卡倒贴于输液瓶上,套上网套后启开输液瓶铝盖中心部分,抽吸准备加入的药液,常规消毒瓶塞,加入药物后签名。插输液器 检查输液器有无破损,是否过期,取出输液器,关闭调节器,将输液器插入瓶塞至针头根部。

3. 环境准备　若病室内正进行清扫换单,或操作环境污浊应暂停输液操作。备输液架。

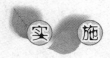

1. 核对、解释　核对患者,向患者解释操作的目的、方法及配合事项。

2. 患者准备　嘱患者排尿,协助患者取舒适体位。

3. 排气　将输液瓶挂在输液架上,排尽输液管和针头内的空气,并使茂菲氏滴管内液面达 1/2～2/3,关闭调节器。

4. 选静脉　选择合适静脉,穿刺部位下方垫小枕,在穿刺部位上方(近心端)约 6 cm 处扎紧止血带。

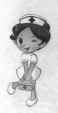

5. 消毒　2％碘酒、70％～75％乙醇常规消毒皮肤,直径 5 cm 以上,待干。嘱患者握拳。

6. 核对　再次核对药物、患者。

7. 排气　取下护针帽,再次排尽空气。

8. 进针　一手绷紧穿刺静脉下端皮肤,一手持头皮针柄,针头斜面向上,与皮肤呈 15°～30°角沿静脉上方或侧方刺入皮下再沿静脉走向刺入静脉。见回血后,将针头再平行送入少许,一手固定针柄,一手松开止血带,嘱患者松拳,松调节器,待液体滴入通畅,病人无不适后,用胶布固定针头,用无菌小纱布覆盖注射针眼。

9. 调节滴速

（1）根据病情、年龄、药液性质调节滴速。一般成人 40～60 滴/分,儿童 20～40 滴/分。

（2）对婴幼儿,年老,体弱,心、肺、肾功能不良者,或输注刺激性较强的药物时速度宜慢。

（3）对严重脱水、血容量不足、心肺功能良好者输液速度适当加快。

10. 核对　再次核对药物、患者。

11. 宣教　向患者交待输液中注意事项(如不能擅自调节输液速度,尽量不活动注射部位等),将床旁呼叫器置于患者易取处。

12. 观察　观察用药后局部和全身反应。若注射中患者有疼痛或局部隆起,试抽无回血,表明针头已脱出静脉,应停止注射,拔除针头,按压局部片刻。若重新注射,需更换注射针头。

13. 记录　在输液卡上记录输液的时间、滴速、患者全身及局部情况,并签名。

14. 换液　常规消毒瓶塞后,从上瓶中拔出输液管插入下一瓶中,观察输液是否通畅,确保滴管下端输液管中无空气。

15. 巡视　输液过程中密切观察有无输液反应,若有输液故障及时处理。

16. 拔针　输液完毕,轻揭胶布,关闭调节器,以无菌干棉签或无菌小纱布按压进针处,快速拔针,按压片刻。

17. 核对　再次核对药物、患者。

18. 整理　整理床单位,助患者取舒适体位,分类处理(毁型、消毒)用物。

19. 记录。

## 注意事项

1. 严格落实查对制度及无菌操作原则。

2. 按医嘱加药,同一瓶溶液加多种药时注意配伍禁忌。

3. 经常巡视,观察局部及全身反应,发现情况及时处理。

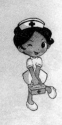

密闭式静脉输液法操作评分标准

| 项目总分 | 项目内容 | 操作要求 | 分值 | 扣分及原因 | 得分 |
|---|---|---|---|---|---|
| 素质要求<br>(6分) | 报告内容(2分) | · 报告选手参赛号码及比赛项目<br>· 语言流畅,态度和蔼,面带微笑 | 1<br>1 | | |
| | 仪表举止 | · 仪表大方,举止端庄,轻盈矫健 | 2 | | |
| | 服装服饰 | · 服装鞋帽整洁,头发、着装符合要求 | 2 | | |
| 操作前准备<br>(8分) | 病人 | · 评估病人状况,解释操作的相关事项,征得病人同意使之愿意合作,评估穿刺部位皮肤,必要时协助病人排尿 | 2 | | |
| | 环境 | · 评估环境:温湿度适宜、安静整洁,光线适宜 | 1 | | |
| | 用物<br>(3分) | · 治疗车、治疗盘、无菌溶液、碘附、棉签、输液器(单头)、输液瓶贴、输液胶贴、无菌缸、小药杯、止血带、输液记录单、医嘱单、笔、治疗巾、小垫枕、手消毒液、锐器盒、消毒液桶、剪刀、医疗垃圾桶、生活垃圾桶<br>· 用物准备齐全,摆放合理美观 | 2<br><br><br><br><br>1 | | |
| | 护士 | · 指甲已修剪(口述),六步洗手、戴口罩 | 2 | | |
| 操作步骤<br>(72分) | 核对检查<br>(7分) | · 核对医嘱、输液卡和瓶贴<br>· 核对溶液瓶签,即药名、浓度、剂量、有效期<br>· 检查溶液质量<br>· 在溶液瓶标签旁倒贴瓶贴 | 1<br>2<br>3<br>1 | | |
| | 准备药液<br>(7分) | · 拉环启瓶盖,消毒瓶塞至瓶颈<br>· 检查输液器包装、有效期与质量,打开输液器包装,取出输液器针头<br>· 将输液器大针头插入瓶塞至根部,输液器袋套在溶液瓶上 | 2<br>3<br><br>2 | | |
| | 核对解释<br>(3分) | · 备齐用物携至病人床旁,核对病人床号、姓名、手腕带,与患者交流 | 3 | | |
| | 初步排气<br>(11分) | · 取下输液器袋,旋紧头皮针连接处<br>· 关闭调节器<br>· 将输液瓶挂于输液架上<br>· 排气(首次排气原则不滴出药液)<br>· 准备输液贴 | 2<br>1<br>1<br>5<br>2 | | |
| | 皮肤消毒<br>(8分) | · 协助病人取舒适卧位,在穿刺静脉肢体下垫治疗巾、小垫枕<br>· 选择静脉<br>· 消毒皮肤(直径大于5 cm,两次消毒或消扎消)<br>· 扎止血带(穿刺点以上6 cm,止血带末端向上) | 1<br><br>1<br>2<br>3 | | |

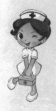

| 项目总分 | 项目内容 | 操作要求 | 分值 | 扣分及原因 | 得分 |
|---|---|---|---|---|---|
| 操作步骤(72分) | 静脉穿刺(12分) | • 再次核对,再次排气(滴出1至2滴药液为宜)<br>• 检查针头及输液管内有无气泡,取下针帽<br>• 嘱病人握拳<br>• 固定血管,穿刺<br>• 见回血后再将针头沿血管方向潜行少许 | 2<br>2<br>1<br>5<br>2 | | |
| | 固定针头(8分) | • 固定针柄,三松<br>• 待液体滴入通畅后用输液贴固定 | 4<br>4 | | |
| | 调节滴速(6分) | • 根据病人的年龄、病情和药物性质调节滴速(至少15秒),报告滴速<br>• 操作后再次核对病人,告知注意事项<br>• 安置病人于舒适体位,放置呼叫器于易取处(口述) | 3<br>2<br>1 | | |
| | 整理记录(4分) | • 整理用物、六步洗手<br>• 记录输液卡,并将其悬挂于输液架上<br>• 每15~30分钟巡视病房一次(口述) | 2<br>1<br>1 | | |
| | 拔针按压(6分) | • 核对解释,告知病人输液完毕需要拔针<br>• 揭去输液贴,轻压穿刺点上方,关闭调节器,迅速拔针<br>• 嘱病人按压3至5分钟直至无出血,告知注意事项 | 1<br>3<br>2 | | |
| 操作后处理(6分) | 安置整理 | • 帮助病人取舒适卧位,询问需要 | 1 | | |
| | 处理用物 | • 按规定处理用物(在治疗车上处置合理即可) | 3 | | |
| | 洗手记录 | • 六步洗手、取下口罩、记录<br>• 报告操作完毕 | 2 | | |
| 综合评价(8分) | 熟练程度 | • 程序正确,动作规范,操作熟练 | 4 | | |
| | 人文关怀 | • 护患沟通有效,解释符合临床实际,操作过程体现人文关怀 | 4 | | |
| 操作用时 | | 11分钟　　　　　　　　　　总分 | 100 | | |

## 二、头皮静脉输液法

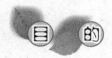

　　由头皮静脉向体内补充液体及供给营养和直接静脉给药的方法,此法有固定牢稳之优点,所以多用于小儿。

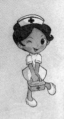
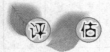

**导入情景：**

王丽,女,1.5岁,患急性扁桃体炎,已连续两天使用青霉素,医嘱为:0.9%氯化钠注射液＋青霉素200万U静脉滴注。请按程序进行头皮静脉输液。

**工作任务：**

1. 护士了解头皮清洁度,皮肤情况,头皮静脉充盈程度。

2. 使病儿及家长对治疗比较了解,能配合治疗及护理。

3. 护士随时观察病情变化,用药效果及不良反应。

4. 根据病情和年龄调节好滴速。

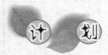

1. 患儿病情、年龄、营养状态、心理状态。

2. 患儿及家长对输液的认知程度。

3. 穿刺部位皮肤及血管状况。

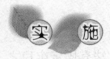

1. 护士准备　洗手、戴口罩,了解所输药液的使用方法及作用,掌握输液中常见问题的处理方法。

2. 用物准备

(1) 输液器、液体及药物。

(2) 治疗盘内置:碘附消毒液及容器、棉签、弯盘、胶贴、备用头皮针等。

(3) 其他物品:剃须刀、污物杯、肥皂、纱布、治疗巾,必要时备砂袋或约束带。

3. 患儿准备　排尿、为其更换尿布、顺头发方向剃净局部毛发。

4. 环境准备　清洁、安静,操作前半小时停止扫地及更换床单。

**实　施**

1. 在治疗室内核对、检查药液、输液器→按医嘱加入药物→将输液器针头插入输液

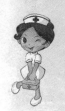

瓶塞内→关闭调节器。

2. 携用物至患儿床旁→核对患儿→再次核对药液→将输液瓶挂于输液架上→排尽空气。

3. 将枕头放于床沿→使患儿横卧于床中央→必要时约束患儿。

4. 如两人操作→一人固定患儿头部→另一人穿刺→穿刺者立于患儿头端→消毒皮肤后→一手紧绷血管两端皮肤→另一手持头皮针柄在距静脉最清晰点向后移 0.3 cm 处将针头沿静脉向心方向平行刺入皮肤→然后将针头稍挑起→沿静脉走向徐徐刺入→见回血后推液少许→如无异常→用胶布固定。

5. 调节滴速　将输液管妥善固定。

6. 整理用物　记录输液时间、输液量及药物。

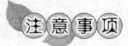

1. 认真查对,遵守无菌技术操作原则,注意药物配伍禁忌。

2. 穿刺中观察患儿的面色及一般情况。

3. 合理调节输液速度。

4. 正确处理输液中的各种异常情况。

# 第二节　静脉输血法

## 一、直接静脉输血法

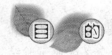

1. 补充血容量,增加有效循环血量,增加心排出量,提高血压,促进血液循环,用于大出血、失液引起的血容量减少或休克的病人。

2. 补充血红蛋白,促进携氧功能,纠正贫血,用于贫血的病人。

3. 补充抗体,增加机体免疫力,用于严重感染的病人。

4. 补充白蛋白,纠正低蛋白血症,维持胶体渗透压,减轻组织水肿,用于低蛋白血症的病人。

5. 补充各种凝血因子和血小板,输入新鲜血,补充凝血因子,用于凝血功能异常的病人。

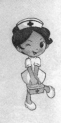

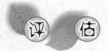

**导入情景：**

王某,男,40岁,因居住地发生自然灾害导致身体局部大出血,为防止发生休克,医务人员为其进行直接静脉输血急救。

**工作任务：**

1. 严格执行查对制度,避免差错事故发生。

2. 避免抽出的血液凝固。

3. 使静脉充盈,易于操作。选择粗大静脉,常用肘正中静脉。

4. 抽输血时三人配合。

5. 推注过程中随时注意观察患者的反应。

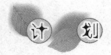

1. 病人身体状况。

2. 病人血型、输血史及过敏史等。

3. 对穿刺静脉评估。

4. 心理社会方面,了解病人心理状态等。

## 计　划

1. 备血　填写输血申请单,采血送血库做血型鉴定及交叉配血试验。

2. 取血　凭取血单与血库人员共同做好"三查",即查血液的有效期、血液的质量和输血装置;"八对",即核对病人姓名、床号、住院号、血瓶(袋)号、血型、交叉配血试验结果、血液种类和剂量。

正常库存血分为二层:上层血浆呈淡黄色,半透明;下层血细胞均匀,呈暗红色,两者界线清楚,无凝块;如血浆颜色变红或混浊有泡沫,血细胞呈紫玫瑰色,血细胞与血浆界线不清,提示血液变质,不能使用。

3. 取血后　血液取出后勿振荡,勿加温,在室温中放置15～20分钟再输注。

4. 输血前　再次两人核对,确定无误方可输入。

5. 用物　无菌盘内备4%枸橼酸钠溶液、50 ml注射器及针头数副,按病人年龄及输血量准备,其他同静脉穿刺法。

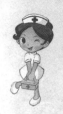

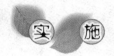

操作方法

（1）洗手。

（2）核对。

（3）在准备好的注射器内抽取一定量的抗凝剂（每 50 ml 血液中加入 4％枸橼酸钠溶液 5 ml），操作时由三人完成，分别担任取血、传递和输血，操作过程中需密切配合，在连续取血、输血过程中，只需换注射器，不必拔针头，用手指压住穿刺部位前端静脉，以减少出血。输血结束，拔出针头，用无菌棉球按压穿刺点片刻。

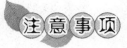

1. 根据配血单采集血标本，每次只能为一位病人采集，禁止同时为两位病人采集血标本，避免发生差错。

2. 严格执行查对制度，避免差错事故发生。

3. 避免抽出的血液凝固。

4. 推注过程中随时注意观察患者的反应。

## 二、间接静脉输血法

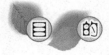

1. 补充血容量，增加有效循环血量，增加心排出量，提高血压，促进血液循环，用于大出血、失液引起的血容量减少或休克的病人。

2. 补充血红蛋白，促进携氧功能，纠正贫血，用于贫血的病人。

3. 补充抗体，增加机体免疫力，用于严重感染的病人。

4. 补充白蛋白，纠正低蛋白血症，维持胶体渗透压，减轻组织水肿，用于低蛋白血症的病人。

5. 补充各种凝血因子和血小板，输入新鲜血，补充凝血因子，用于凝血功能异常的病人。

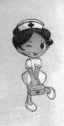

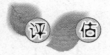

**导入情景：**

患者陈某，女，27 岁。于某日凌晨 1：20 时因宫外孕大出血住院，住院后紧急做好手术准备，遵医嘱需输同型血 400 ml。

**工作任务：**

当病人因抢救、治疗需输血遵医嘱做好输血前准备，正确进行间接输血法，在输血过程中能进行观察和对异常情况进行处理。

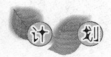

1. 身体状况。
2. 病人血型、输血史及过敏史等。
3. 对穿刺静脉评估。
4. 心理社会方面，了解病人心理状态等。

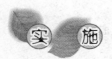

按密闭式输液法（将输液器换成输血器）给病人输入少量生理盐水。

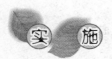

1. 洗手，戴口罩。
2. 核对、解释。
3. 取舒适体位。
4. 两位护士再次仔细"三查"、"八对"，确定无误后，将血液轻轻摇匀。
5. 输入生理盐水。
6. 常规消毒贮血袋上的塑料管、橡胶套管，将生理盐水瓶塞上的输血针头拔出，插入上述消毒部位。
7. 调节滴速，开始输入速度宜慢，观察 10 分钟无不良反应，根据病情调整滴速，成人一般为 40～60 滴/分，儿童酌减。

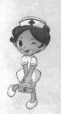

8. 交代注意事项。

9. 输入两个以上供血者的血液时,两袋之间须输入生理盐水,输血结束时,继续输入少量生理盐水,直至输血器内血液全部输入体内。

10. 安置病人。

11. 洗手,记录。

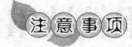

1. 根据配血单采集血标本,每次只能为一位病人采集,禁止同时为两位病人采集血标本,避免发生差错。

2. 输血前须两人核对无误后方可输入。如用库存血必须认真检查血液质量。

3. 库存血取出后,30 分钟内给病人输入,避免放置过久,使血液变质或污染。

4. 输血前后及输两袋血液之间,输入少量生理盐水。

5. 输入血液内不得随意加入其他药物,如钙剂、酸或碱性药物、高渗或低渗溶液,防止血液变质。

6. 输血过程中加强巡视,听取病人的主诉,密切观察有无输血反应。发生严重反应立即停止输血,给予相应护理措施,并保留余血以供检查、分析、查找原因。

7. 冷藏血制品不能加温,以免血浆蛋白凝固变性引起不良反应。

8. 加压输血时,必须有专人在旁监护,以免走空发生空气栓塞。

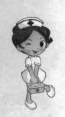

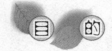

# 实训十一　危重病人抢救技术

## 第一节　氧气吸入法

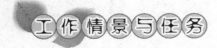

**目　的**

1. 提高动脉血氧饱和度及血氧含量。

2. 纠正各种原因引起的缺氧。

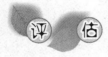

**工作情景与任务**

**导入情景：**

李大爷,67岁,因患肺心病,咳嗽、气短,发绀,根据医嘱用鼻导管法持续给氧。

**工作任务：**

1. 护士要掌握氧气表的安装和鼻导管供氧的操作。

2. 熟练掌握吸氧的注意事项,保证用氧安全。

3. 做好吸氧者的常规护理。

**评　估**

1. 病人年龄、病情、意识、治疗等情况。

2. 病人缺氧程度、血气分析结果。

3. 病人鼻腔有无分泌物堵塞、有无鼻中隔偏曲等情况。

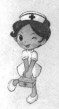

4. 病人心理状态、合作程度。

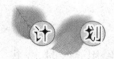

1. 护士准备　衣帽整洁、洗手、戴口罩。

2. 病人准备　向病人及家属解释吸氧的目的、注意事项、操作过程及配合要点,患者愿意合作,体位舒适,情绪稳定。

3. 用物准备

(1) 治疗盘内备:治疗碗(内盛冷开水)、纱布、鼻导管、棉签、胶布、别针、扳手、湿化瓶内盛 1/3～1/2 满的蒸馏水或冷开水。

(2) 治疗盘外备:管道氧气装置或氧气筒及氧气压力表装置、用氧记录单、笔。

(3) 治疗车:洗手液、医疗垃圾桶、生活垃圾桶。

4. 环境准备　温湿度适宜、安静整洁、禁止明火、避开热源。

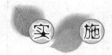

1. 准备　推治疗车至床旁(患者右侧)→核对、解释→戴口罩→协助患者取平卧位。

2. 装表连接　打开氧气筒总开关→吹尘→迅速关好开关→将氧气表接于氧气筒的气门上用手初步旋紧→再用扳手旋紧→连接湿化瓶,湿化瓶内长管连接氧气筒→关闭流量表开关→打开总开关→再开流量表→检查氧气流出是否通畅→关闭流量表,待用。

3. 清洁鼻腔　检查鼻腔黏膜及通气情况→用棉签蘸生理盐水清洁鼻腔。

4. 连管调节　连接鼻导管→打开流量表开关,调节流量→将鼻导管头端放入冷开水中湿润并检查是否通畅。

5. 插管固定

(1) 单侧鼻导管吸氧法:测量插入长度(鼻尖到耳垂的 2/3)→将鼻导管轻轻插入→用胶布固定在面颊部→用安全别针固定胶管。

(2) 双侧鼻导管吸氧法:将鼻导管轻轻插入双侧鼻孔约 1 cm→再将鼻导管绕过耳后→固定于下颌处→用别针固定于枕旁。

6. 整理记录　向病人及家属说明用氧气期间不可自行调节氧流量→洗手→记录用氧时间及氧流量→签名→宣教(用氧安全)。

7. 停止吸氧　取下鼻导管→关总开关→再关流量表→用纱布清洁口鼻→恢复舒适体位→整理床单位→整理用物→记录用氧起止时间。

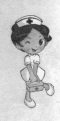

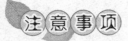

1. 注意用氧安全,切实做好四防:防火、放油、防热、防震。

2. 使用及停用氧气时严格执行操作程序,使用氧气时,先调后用,停用氧气时,先拔后关。

3. 使用过程中,观察病人缺氧改善情况。排除影响用氧效果的因素,按需调节流量。

4. 氧气筒内氧气不可用尽,压力表降至 5 kg/cm² 即不可再用,并悬挂"空"的标识。

**氧气吸入法评分标准**

| 项目 | 内容 | 技术操作要求 | 分值 | 扣分原因 | 得分 |
|---|---|---|---|---|---|
| 素质要求 5分 | 素质内容 | • 报告参赛号码和比赛项目<br>• 语言流畅,态度和蔼,面带微笑<br>• 仪表端庄,服装整洁 | 2<br>2<br>1 | | |
| 评估 5分 | 查对解释 | • 查对患者、解释目的、过程及配合方法<br>• 病人的病情、意识状况、缺氧程度、鼻腔黏膜及有无分泌物堵塞等<br>• 病人的心理状态、合作程度<br>• 环境温湿度适宜、安静整洁、适宜操作 | 1<br>2<br><br>1<br>1 | | |
| 操作前准备 5分 | 用物准备 | • 七步洗手,戴口罩<br>• 治疗碗(内盛冷开水)、纱布、鼻导管、棉签、胶布、别针、扳手、湿化瓶内盛 1/3～1/2 满的蒸馏水或冷开水、管道氧气装置或氧气筒及氧气压力表装置、用氧记录单、笔、洗手液、医疗垃圾桶、生活垃圾桶 | 1<br>4 | | |
| 操作流程 70分 | 吸氧 | • 携用物置床旁,再次查对床号、姓名<br>• 协助患者取平卧位<br>• 打开总开关,清洁气门,迅速关好总开关<br>• 氧气表略后倾接于气门上,初步旋紧,扳手加固使表直立<br>• 接湿化瓶<br>• 关闭流量表开关→打开总开关→再开流量表→检查氧气流出是否通畅<br>• 关流量表<br>• 检查鼻腔黏膜及通气情况<br>• 用棉签蘸生理盐水清洁鼻腔<br>• 连接鼻导管<br>• 打开流量表开关,调节流量<br>• 将鼻导管头端放入冷开水中湿润并检查是否通畅<br>• 插入长度正确,轻轻插入,固定<br>• 向病人及家属说明用氧气期间不可自行调节氧流量及注意事项<br>• 洗手,记录 | 2<br>2<br>4<br>3<br><br>3<br>5<br><br>3<br>3<br>3<br>5<br>5<br>3<br><br>4<br>3<br><br>2 | | |

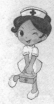

续表

| 项目 | 内容 | 技术操作要求 | 分值 | 扣分原因 | 得分 |
|------|------|------------|------|---------|------|
| 操作流程 70分 | 停止吸氧 | · 取下鼻塞(鼻导管)方法正确<br>· 关闭氧气顺序正确<br>· 帮助病人清洁面部<br>· 记录停氧时间<br>· 操作步骤正确(先拔管后关氧气表) | 4<br>5<br>3<br>2<br>6 | | |
| 操作后处理 5分 | 整理用物 | · 六步洗手,脱口罩,做好记录(口述) | 5 | | |
| 综合评价 10分 | 整体素质 | · 熟练安装、使用氧气表及各附件<br>· 湿化液配置及氧流量调节符合病情需要<br>· 插入鼻导管时病人无不适,鼻导管固定良好<br>· 用氧效果好,各缺氧症状有所改善 | 2<br>3<br>2<br>3 | | |
| 操作用时 | | 8分钟 | | | |

# 第二节　电动吸痰器吸痰法

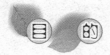

1. 清除病人呼吸道分泌物。

2. 防止窒息和吸入性肺炎等并发症。

3. 改善肺通气,促进呼吸功能。

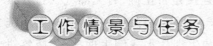

**导入情景:**

　　李大爷,73岁,患慢性支气管炎十几年,十天前急性发作并发肺部感染,痰黏稠不易咳出,为其实施电动吸痰器吸痰。

　　**工作任务:**

1. 护士能够正确地给清醒病人和昏迷病人吸痰。

2. 护士能够关心爱护病人,动作轻稳,注意观察病情。

3. 要做到有效清理呼吸道。

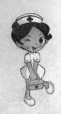

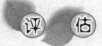

1. 病人年龄、病情、意识、治疗等情况。

2. 病人呼吸、痰液性状、口腔及皮肤黏膜情况。

3. 病人心理状态、合作程度。

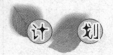

1. 护士准备　衣帽整洁、洗手、戴口罩。

2. 病人准备　了解吸痰目的、方法、注意事项及配合要点，体位舒适。

3. 用物准备

(1) 电动吸引器包括连接管、干燥无菌的空瓶(均备于床头)，必要时备电插板。

(2) 治疗盘内：一次性吸痰包(内含无菌手套一只)或一次性吸痰管、无菌手套、无菌治疗碗、弯盘、镊子、纱布、手电筒、听诊器、治疗巾、0.9%氯化钠(500 ml)。

(3) 治疗车：医嘱单、记录单、洗手液、医疗垃圾桶、生活垃圾桶。

4. 环境准备　病室温湿度适宜，安静整洁，光线适中。

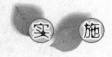

1. 评估　洗手、戴口罩→推治疗车至床旁(患者右侧)→核对、解释→取听诊器听诊有痰鸣音→给病人翻身、扣背→用手电筒检查两侧鼻腔→可以吸痰。

2. 准备　接通电源→打开电源开关，检查吸引器连接是否正确、有无漏气→打开吸引器开关→反折连接管前端→调节负压(成人 40～53.3 kPa，小儿＜40 kPa)→七步洗手、戴口罩→检查药液标签→检查药液质量→打开瓶装生理盐水→倒生理盐水(瓶签对掌心，冲洗瓶口，从原处倒出)→注明开瓶日期和时间。

3. 吸痰　协助病人去枕仰卧，头偏向操作者→检查吸痰管型号、有效期→打开吸痰管包装→戴无菌手套→取出吸痰管→连接吸痰管→试吸生理盐水，检查吸痰管是否通畅→左手反折吸痰管→右手将吸痰管插入鼻腔、咽喉部、气管→深部左右旋转、向上提拉吸痰管(每次吸痰小于 15 秒)→吸痰过程中密切观察患者痰液情况、生命体征、$SpO_2$(口述)→抽吸生理盐水，冲洗吸痰管→断开吸痰管和连接管。

4. 整理　脱下手套连同吸痰管丢入医用垃圾桶内→关闭吸引器，将连接管放回原位→取听诊器听诊，判断吸痰效果→擦净患者鼻面部→观察鼻腔黏膜是否损伤→安置患者

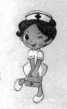

舒适卧位,放呼叫器于易取处→整理床单位和用物(一次性用物按医院规定分类处理,非一次性用物消毒后放回原位备用)→脱口罩、洗手→记录痰液量、色、性状、黏稠度。

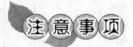

1. 严格执行无菌操作。治疗盘内用物每天更换1~2次,吸痰管每次更换。

2. 根据年龄、病情选择吸痰管,动作轻柔,避免损伤呼吸道黏膜。密切观察病情,正确选择吸痰方式,视情形给予氧气吸入。

3. 每次吸痰不能超过15秒,如需再次吸引,应间隔3~5分钟。吸痰前后可加大吸氧浓度,操作中注意观察病情,如有不适应停止操作。

4. 贮液瓶内消毒液不得超过2/3,防止吸入马达损坏机器。

5. 注意观察痰液颜色、量、性质及气味,并记录。

**经鼻腔吸痰术评分标准**

| 项目 | 内容 | 技术操作要求 | 分值 | 扣分原因 | 得分 |
|---|---|---|---|---|---|
| 素质要求<br>3分 | 素质<br>内容 | • 报告参赛号码和比赛项目<br>• 语言流畅,态度和蔼,面带微笑<br>• 仪表端庄,服装整洁 | 1<br>1<br>1 | | |
| 操作前准备3分 | 用物准备 | • 电动吸引器包括连接管、干燥无菌的空瓶(均备于床头),必要时备电插板<br>• 治疗盘内:一次性吸痰包(内含无菌手套一只)或一次性吸痰管、无菌手套、无菌治疗碗、弯盘、镊子、纱布、手电筒、听诊器、治疗巾、0.9%氯化钠(500 ml)<br>• 治疗车:医嘱单、记录单、洗手液、医疗垃圾桶、生活垃圾桶<br>检查物品完好齐全(口述),物品摆放合理<br>用物准备不齐全适当扣分 | 3 | | |
| 操作流程84分 | 评估患者 | • 七步洗手,戴口罩<br>• 评估患者病情、意识、生命体征、$SpO_2$<br>• 听诊器肺部听诊痰鸣音,部位正确(胸骨上窝,左右锁骨中线上、中、下)<br>• 翻身、扣背(部位、手法正确,从外向内,自下而上)<br>• 检查鼻腔情况<br>• 向患者解释并取得合作 | 1<br>4<br>4<br>3<br>2<br>1 | | |
| | 评估环境 | • 评估环境:病室温湿度适宜,安静整洁,光线适中(口述) | 1 | | |

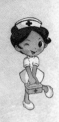

护理学基础实训教程

续表

| 项目 | 内容 | 技术操作要求 | 分值 | 扣分原因 | 得分 |
|---|---|---|---|---|---|
| 操作流程 84 分 | 准备 | • 接通电源→打开电源开关,检查吸引器连接是否正确、有无漏气 | 2 | | |
| | | • 打开吸引器开关 | 2 | | |
| | | • 反折连接管前端→调节负压（成人 40～53.3 kPa,小儿＜40 kPa) | 2 | | |
| | | • 七步洗手、戴口罩 | 2 | | |
| | | • 检查药液标签 | 2 | | |
| | | 检查药液质量 | 2 | | |
| | | 打开瓶装生理盐水 | 2 | | |
| | | 倒生理盐水(瓶签对掌心,冲洗瓶口,从原处倒出) | 4 | | |
| | | 注明开瓶日期和时间 | 2 | | |
| | 吸痰 | • 协助病人去枕仰卧,头偏向操作者 | 2 | | |
| | | • 检查吸痰管型号、有效期 | 2 | | |
| | | • 打开吸痰管包装→戴无菌手套→取出吸痰管 | 3 | | |
| | | • 连接吸痰管 | 3 | | |
| | | • 试吸生理盐水,检查吸痰管是否通畅 | 2 | | |
| | | • 左手反折吸痰管→右手将吸痰管插入鼻腔、咽喉部、气管 | 4 | | |
| | | • 深部左右旋转、向上提拉吸痰管 | 4 | | |
| | | • 每次吸痰小于 15 秒 | 3 | | |
| | | • 吸痰过程中密切观察患者痰液情况、生命体征、$SpO_2$(口述) | 2 | | |
| | | • 抽吸生理盐水,冲洗吸痰管 | 2 | | |
| | | • 断开吸痰管和连接管 | 2 | | |
| | 整理记录 | • 脱下手套连同吸痰管丢入医用垃圾桶内 | 2 | | |
| | | • 关闭吸引器,将连接管放回原位 | 2 | | |
| | | • 取听诊器听诊,判断吸痰效果 | 3 | | |
| | | • 擦净患者鼻面部 | 2 | | |
| | | • 观察鼻腔黏膜是否损伤 | 2 | | |
| | | • 安置患者舒适卧位,放呼叫器于易取处 | 2 | | |
| | | • 整理床单位和用物(一次性用物按医院规定分类处理,非一次性用物消毒后放回原位备用) | 2 | | |
| | | • 脱口罩、洗手 | 2 | | |
| | | • 记录痰液量、色、性状、黏稠度 | 2 | | |
| 综合评价 10 分 | 整体素质 | • 程序正确,操作规范,动作熟练 | 3 | | |
| | | • 无菌观念强 | 3 | | |
| | | • 注意保护患者安全和职业防护 | 1 | | |
| | | • 沟通有效、充分体现人文关怀 | 2 | | |
| | | • 垃圾分类处理 | 1 | | |
| 操作用时 | | 10 分钟 | | | |

120

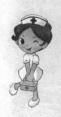

# 第三节　自动洗胃机洗胃法

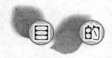

1. 解毒　清除胃内毒物或刺激物,以避免毒物吸收,也可利用不同灌洗液通过中和解毒。清除胃内毒物需尽早进行,6 小时内洗胃效果最好。

2. 减轻胃黏膜水肿　幽门梗阻的病人,饭后常有滞留现象,通过洗胃,可将胃内滞留食物洗出,以减少对胃黏膜的刺激,从而减轻胃黏膜水肿及炎症。

3. 为手术或某些检查做准备　如食管下段、胃部、十二指肠手术前准备。

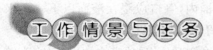

**导入情景:**

陈女士,45 岁,服毒昏迷被送入急诊室,遵医嘱立即实施洗胃术。

**工作任务:**

1. 护士能够准确掌握洗胃液禁忌证和适应证,正确给病人实施洗胃技术。

2. 护士能够关心爱护病人,动作轻稳,注意观察病情。

3. 通过洗胃,病人中毒症状得到有效控制。

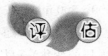

1. 病人中毒情况,如摄入毒物的种类、浓度、量、中毒时间,是否呕吐过及有无采取其他处理措施。

2. 病人的生命体征、意识状态及瞳孔的变化、口腔、鼻腔黏膜情况、口中异味等。

3. 病人的心理状态及合作程度。

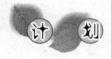

1. 护士准备　衣帽整洁、洗手、戴口罩。

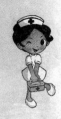

2. 病人准备 了解操作目的、方法、注意事项及配合要点,取合适体位,围好围裙。

3. 用物准备

(1) 洗胃设备:自动洗胃机及附件(3 根橡胶管)。

(2) 治疗盘内:无菌洗胃包(内有胃管、镊子、纱布)或一次性洗胃管、橡皮单、治疗巾、量杯、水温计、压舌板、弯盘、棉签、血管钳、50 ml 注射器、听诊器、手电筒、液状石蜡、胶布、必要时备张口器、牙垫、舌钳放于治疗碗内。

(3) 治疗车下层:水桶内盛 25～28 ℃洗胃液 10 000～20 000 ml,污水桶。

4. 环境准备 病室温湿度适宜,安静整洁,光线适中,必要时屏风遮挡。

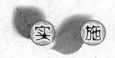

1. 检查安装 洗手、戴口罩→携用物至床旁(患者右侧)→核对、解释→接通电源,检查自动洗胃机的功能完好→连接管道→将 3 根橡胶管分别与机器上的进液管(药管)、胃管、污水管的管口相连→将药管的另一端放入灌洗液桶内,管口应浸在液面以下→污水管的另一端放入污水桶内,胃管的另一端将于病人插胃管后与洗胃管相连接。

2. 插胃管 病人取坐位或半坐位,中毒较重者取左侧卧位,昏迷者去枕平卧位,头转向一侧→将橡皮单、治疗巾围在颌下→有活动义齿者代为取下→置弯盘及纱布于口角旁→检查胃管是否通畅→测量插管长度→做好标记→润滑胃管(胃管插入长度:成人 45～55 cm,婴幼儿 14～18 cm)→左手托住胃管,右手用血管钳夹胃管前端,沿选定侧鼻孔轻轻插入(嘱患者深呼吸)→当插至 14～16 cm 时,嘱患者做吞咽动作(如为昏迷患者,操作者左手托起患者头部,使下颌贴近胸骨柄)→嘱患者张口,查看胃管是否盘于口中→迅速将胃管插入所需长度→证实胃管在胃内→塞紧尾端塞子,放于口角旁的弯盘内→用胶布固定胃管于鼻翼。

3. 洗胃 将洗胃管与机器的胃管连接→调节药量流速(每次入量 300～500 ml)→按"手吸"键,吸出胃内容物→再按"自动"键,机器开始对胃进行自动冲洗(洗胃过程中,随时注意洗出液的性质、颜色、气味、量及患者的面色、呼吸、脉搏、呼吸和血压的变化)→反复冲洗至吸出液体澄清为止,按"停机"键→洗毕,反折胃管拔出。

4. 整理 协助病人漱口,洗脸,整理用物→记录灌洗液种类、液量及洗出液情况。

5. 机器处理 将药管、胃管和污水管同时放清水中→按"清洗"键,机器自动清洗各部管腔,待清理完毕→将药管、胃管和污水管同时提出水面→当机器内的水完全排净后→按"停机"键,关机。

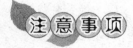

1. 插胃管时,动作应轻、快,并将胃管充分润滑,以免损伤食管黏膜或误入气管。

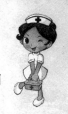

2. 当中毒物质不明时,应先抽出胃内容物送检,以明确毒物性质;洗胃溶液可先选用温开水或 0.9% 氯化钠溶液进行,待确定毒物性质后,再选用对抗剂洗胃。

3. 若病人误服强酸或强碱等腐蚀性药物,则禁忌洗胃,以免导致胃穿孔。可遵医嘱给予药物解毒或物理性对抗剂,如豆浆、牛奶、米汤、蛋清水(用生鸡蛋清调水至 200 ml)等,以保护胃黏膜。

4. 肝硬化伴食管胃底静脉曲张、近期曾有上消化道出血、胃穿孔的病人,禁忌洗胃;食管阻塞、消化性溃疡、胃癌等病人不宜洗胃;昏迷病人洗胃应谨慎,可采用去枕平卧位,头偏向一侧,以防窒息。

5. 在洗胃过程中,应密切观察病人病情、洗出液的变化,发现异常,及时采取措施,并通知医生进行处理。

6. 洗胃液每次灌入量以 300~500 ml 为宜,不能超过 500 ml,并保持灌入量与抽出量的平衡。如灌入量过多,液体可从口鼻腔涌出,易引起窒息;还可导致急性胃扩张,使胃内压升高,促进中毒物质进入肠道,反而增加毒物的吸收;突然的胃扩张还可兴奋迷走神经,反射性地引起心脏骤停。

7. 为幽门梗阻病人洗胃,宜在饭后 4~6 小时或空腹时进行,并记录胃内潴留量,以便了解梗阻情况,为静脉输液提供参考。如灌入量为 2 000 ml,抽出量为 2 500 ml,则表示胃潴留量为 500 ml。

### 自动洗胃机洗胃术评分标准

| 项目 | 内容 | 技术操作要求 | 分值 | 扣分原因 | 得分 |
|---|---|---|---|---|---|
| 素质要求<br>3分 | 素质<br>内容 | ·报告参赛号码和比赛项目<br>·语言流畅,态度和蔼,面带微笑<br>·仪表端庄,服装整洁 | 1<br>1<br>1 | | |
| 操作前准备7分 | 用物准备 | ·洗胃设备:自动洗胃机及附件(3根橡胶管)<br>·治疗盘内:无菌洗胃包(内有胃管、镊子、纱布)或一次性洗胃管、橡皮单、治疗巾、量杯、水温计、压舌板、弯盘、棉签、血管钳、50 ml注射器、听诊器、手电筒、液状石蜡、胶布、必要时备张口器、牙垫、舌钳放于治疗碗内<br>·治疗车下层:水桶内盛 25~28 ℃洗胃液10 000~20 000 ml,污水桶<br>检查物品完好齐全(口述),物品摆放合理<br>用物准备不齐全适当扣分 | 2<br>3<br><br><br><br><br><br>2 | | |
| 操作流程85分 | 检查安装10分 | ·洗手、戴口罩<br>·携用物至床旁(患者右侧)→核对、解释<br>·接通电源,检查自动洗胃机的功能完好<br>·连接管道,将3根橡胶管分别与机器上的进液管(药管)、胃管、污水管的管口相连<br>·将药管的另一端放入灌洗液桶内,管口应浸在液面以下<br>·污水管的另一端放入污水桶内,胃管的另一端将于病人插胃管后与洗胃管相连接 | 1<br>1<br>2<br>2<br><br>2<br><br>2 | | |

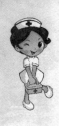
| 项目 | 内容 | 技术操作要求 | 分值 | 扣分原因 | 得分 |
|---|---|---|---|---|---|
| 操作流程 85分 | 插胃管 35分 | • 病人取坐位或半坐位,中毒较重者取左侧卧位,昏迷者去枕平卧位,头转向一侧 | 3 | | |
| | | • 将橡皮单、治疗巾围在颌下 | 1 | | |
| | | • 有活动义齿者代为取下 | 1 | | |
| | | • 置弯盘及纱布于口角旁 | 1 | | |
| | | • 检查胃管是否通畅 | 3 | | |
| | | • 测量插管长度,做好标记 | 3 | | |
| | | • 润滑胃管(胃管插入长度:成人 45～55 cm,婴幼儿 14～18 cm) | 3 | | |
| | | • 左手托住胃管,右手用血管钳夹胃管前端,沿选定侧鼻孔轻轻插入(嘱患者深呼吸) | 4 | | |
| | | • 当插至 14～16 cm 时,嘱患者做吞咽动作 | 4 | | |
| | | • 嘱患者张口,查看胃管是否盘于口中 | 2 | | |
| | | • 迅速将胃管插入所需长度 | 2 | | |
| | | • 证实胃管在胃内 | 4 | | |
| | | • 塞紧尾端塞子,放于口角旁的弯盘内 | 2 | | |
| | | • 用胶布固定胃管于鼻翼 | 2 | | |
| | 洗胃 30分 | • 将洗胃管与机器的胃管连接 | 3 | | |
| | | • 调节药量流速(每次入量 300～500 ml) | 4 | | |
| | | • 按"手吸"键,吸出胃内容物 | 4 | | |
| | | • 再按"自动"键,机器开始对胃进行自动冲洗 | 4 | | |
| | | • 洗胃过程中,随时注意洗出液的性质、颜色、气味、量及患者的面色、呼吸、脉搏、呼吸和血压的变化 | 3 | | |
| | | • 反复冲洗至吸出液体澄清为止 | 5 | | |
| | | • 按"停机"键 | 3 | | |
| | | • 洗毕,反折胃管拔出 | 4 | | |
| | 整理记录 10分 | • 协助病人漱口,洗脸,整理用物 | 2 | | |
| | | • 记录灌洗液种类、液量及洗出液情况 | 2 | | |
| | | • 机器处理 | | | |
| | | • 将药管、胃管和污水管同时放清水中 | 1 | | |
| | | • 按"清洗"键,机器自动清洗各部管腔,待清理完毕 | 2 | | |
| | | • 将药管、胃管和污水管同时提出水面 | 1 | | |
| | | • 当机器内的水完全排尽后 | 1 | | |
| | | • 按"停机"键,关机 | 1 | | |
| 综合评价 5分 | 整体素质 | • 程序正确,操作规范,动作熟练 | 2 | | |
| | | • 注意保护患者安全和职业防护 | 1 | | |
| | | • 沟通有效、充分体现人文关怀 | *1 | | |
| | | • 垃圾分类处理 | 1 | | |
| 操作用时 | | 10分钟 | | | |

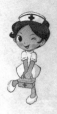

# 第四节　单人徒手心肺复苏术

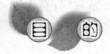

1. 恢复猝死病人的呼吸、循环功能。
2. 用人工的方法保证重要器官的血氧供应。

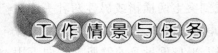

**导入情景：**

李大爷,70 岁,患冠状动脉粥样硬化性心脏病 15 年,早晨在门诊复查时,突然发生剧烈疼痛、大汗淋漓,颜面口唇青紫,随即倒地失去知觉。

**工作任务：**

1. 护士要正确判断病情。
2. 采取正确的急救措施。

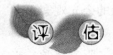

事发地点、主要损伤部位、意识状态、大动脉搏动情况、有无自主呼吸。

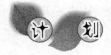

1. 护士准备　衣帽整洁、洗手。
2. 病人准备　意识不清,无需特殊准备。
3. 用物准备

(1) 治疗盘内备：血压计、听诊器、手电筒、简易呼吸器、纱布数块、记录单、笔。必要时准备胸外按压木板、脚踏凳、屏风。

(2) 治疗车：洗手液、医疗垃圾桶、生活垃圾桶。

4. 环境准备　就地抢救,不宜搬动,环境安全。

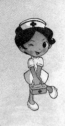

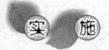

1. 判断意识　轻拍患者肩部,并双耳交替呼喊"大爷,大爷,你怎么了? 大爷,大爷,能听见我说话吗?"→患者无意识→将头偏向病人面部上方一听、二看、三感觉(听有无呼吸音,看有无胸廓起伏、感觉有无呼吸气流),触摸颈动脉搏动,判断时间不超过 10 秒→患者颈动脉搏动丧失,无自主呼吸。

2. 安置体位　求助呼救:"李护士,快,请您帮我呼叫医生。"→将患者去枕平卧置于硬板床或地上→头、颈、躯干、四肢在同一轴线上→双手放于身体两侧,身体无扭曲→解开衣领及裤带。

3. 心脏按压　确定部位(胸骨中下 1/3 交界处,或剑突上两横指或男性两乳头连线的中点)→用右手掌根部紧贴按压部位,另一手掌平行重叠在其手背上,双手手指交叉并拢翘起→双臂关节伸直并与患者胸部呈垂直方向→用上半身重量及前臂肌力量向下用力按压(力量均匀、有节律,频率 100 次/分以上),连续按压 30 次→按压深度,成人胸骨至少下陷 5 cm。

4. 开放气道　操作者站于患者右侧,将患者头偏向一侧→用纱布清除口鼻分泌物→有活动义齿者取出→检查颈部,颈部无损伤→打开气道(仰头举颏法:左手小鱼肌置于患者的前额发迹,向后施加压力,右手中指、示指托起下颌,向上向前托起,两手同时用力,使患者头后仰,畅通气道)。

5. 人工呼吸　用纱布覆盖患者口唇→用保持病人头后仰的手的拇指、示指捏住病人鼻孔→吹气,方法:平静呼吸、缓慢吹气(吹气时间≥1 秒)→同时用眼睛的余光观察患者胸部起伏→吹气毕,松开口鼻→侧转换气→紧接着做第二次吹气。

6. 效果判断　五个循环后,以吹气 2 次结束→判断自主呼吸(一看二听三感觉)、心音大动脉搏动(触摸颈动脉)→检查瞳孔(散大的瞳孔缩小)→测量血压,收缩压大于 60 mmHg→患者面色、口唇、甲床、皮肤色泽转红→复苏有效。

7. 整理记录　用纱布清洁患者口鼻周围,头复位,穿好衣裤,盖好被子,进一步生命支持→洗手→记录抢救时间→用物处理。

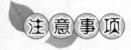

1. 遇有头颈、脊椎外伤者不宜抬颈或搬动,以免脊髓损伤。

2. 患者仰卧,争分夺秒就地抢救,避免因搬动而延误时机。尽可能于 15～30 秒内进行。

3. 清除口咽分泌物、异物,保证气道通畅。吹气后,要迅速将头转向病人胸的方向,避免吸入病人呼出的高浓度二氧化碳,同时观察病人呼吸情况。

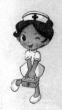

4. 按压部位要准确,用力合适,手法要准确,两手指不能触及病人的胸壁,按压至最深处要稍作停顿,抬手时不可离开胸壁,以免移位。

5. 人工呼吸和胸外心脏按压同时进行,吹气应在放松按压的间歇进行,肺充气时,不可按压胸部,以免损伤肺部,降低通气效果。

6. 实施复苏术中要准确评估病人情况,如意识状态、自主呼吸、皮肤黏膜温度及颜色变化、大动脉搏动、瞳孔变化等。

7. 遇有肋骨骨折、血气胸、心包填塞、心脏外伤等,应立即配合医生进行胸外心脏按压术。

单人徒手心肺复苏术评分标准

| 项目 | 内容 | 技术操作要求 | 分值 | 扣分原因 | 得分 |
|---|---|---|---|---|---|
| 素质要求<br>3分 | 素质<br>内容 | · 报告参赛号码和比赛项目<br>· 语言流畅,态度和蔼,面带微笑<br>· 仪表端庄,服装整洁 | 1<br>1<br>1 | | |
| 评估<br>2分 | 评估<br>环境 | · 就地抢救,不宜搬动,环境安全 | 2 | | |
| 操作前准备5分 | 用物准备 | · 治疗盘内备:血压计、听诊器、手电筒、简易呼吸器、纱布数块、记录单、笔。必要时准备胸外按压木板、脚踏凳、屏风<br>· 治疗车:洗手液、医疗垃圾桶、生活垃圾桶 | 5 | | |
| 操作流程75分 | 判断意识15分 | · 轻拍患者肩部,并双耳交替呼喊<br>· 患者无意识<br>· 将头偏向病人面部上方一听、二看、三感觉(听有无呼吸音,看有无胸廓起伏,感觉有无呼吸气流)<br>· 触摸颈动脉搏动<br>· 判断时间不超过10秒<br>· 患者颈动脉搏动丧失<br>· 无自主呼吸 | 2<br>1<br>3<br><br><br>3<br>2<br>2<br>2 | | |
| | 安置体位5分 | · 求助呼救<br>· 将患者去枕平卧置于硬板床或地上<br>· 头、颈、躯干、四肢在同一轴线上<br>· 双手放于身体两侧,身体无扭曲<br>· 解开衣领及裤带 | 1<br>1<br>1<br>1<br>1 | | |
| | 心脏按压15分 | · 确定部位(胸骨中下1/3交界处,或剑突上两横指或男性两乳头连线的中点)<br>· 用右手掌根部紧贴按压部位,另一手掌平行重叠在其手背上,双手手指交叉并拢翘起<br>· 双臂关节伸直并与患者胸部垂直<br>· 用上半身重量及前臂肌力量向下用力按压(力量均匀、有节律,频率100次/分以上)<br>· 连续按压30次<br>· 按压深度,成人胸骨至少下陷5 cm | 3<br><br>3<br><br>2<br>3<br><br>2<br>2 | | |

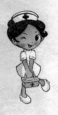

续表

| 项目 | 内容 | 技术操作要求 | 分值 | 扣分原因 | 得分 |
|------|------|--------------|------|----------|------|
| 操作流程75分 | 开放气道15分 | • 操作者站于患者右侧,将患者头偏向一侧<br>• 用纱布清除口鼻分泌物<br>• 有活动义齿者取出<br>• 检查颈部,颈部无损伤<br>• 打开气道(仰头举颏法) | 2<br>3<br>2<br>3<br>5 | | |
| | 人工呼吸15分 | • 用纱布覆盖患者口唇<br>• 用保持病人头后仰的手的拇指、示指捏住病人鼻孔<br>• 吹气(吹气时间≥1秒)<br>• 用眼睛的余光观察患者胸部起伏<br>• 吹气毕,松开口鼻<br>• 侧转换气<br>• 紧接着做第二次吹气 | 2<br>2<br>3<br>2<br>2<br>2<br>2 | | |
| | 效果判断10分 | • 五个循环后,以吹气2次结束<br>• 判断自主呼吸(一看二听三感觉)<br>• 心音大动脉搏动(触摸颈动脉)<br>• 检查瞳孔(散大的瞳孔缩小)<br>• 测量血压,收缩压大于60 mmHg<br>• 患者面色、口唇、甲床、皮肤色泽转红 | 1<br>2<br>2<br>2<br>1<br>2 | | |
| 操作后处理5分 | 整理记录 | • 用纱布清洁患者口鼻周围,头复位,穿好衣裤,盖好被子<br>• 进一步生命支持<br>• 洗手<br>• 记录抢救时间<br>• 用物处理 | 1<br>1<br>1<br>1<br>1 | | |
| 综合评价10分 | 整体素质 | • 操作熟练,沉着冷静,手法正确<br>• 关心、体贴患者<br>• 复苏有效<br>• 全程5个循环<br>• 用物处理符合要求 | 2<br>2<br>2<br>2<br>2 | | |
| 操作用时 | | 4分钟 | | | |

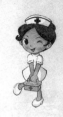

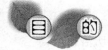

# 实训十二　尸体护理

## 目的

1. 尸体整洁,维持良好的尸体外观,姿势良好,易于辨认。
2. 尊重死者,使家属得到安慰,减轻哀痛。

## 工作情景与任务

**导入情景:**

李阿姨,70 岁,晨练回到家后,突然感到头晕,低头脱鞋时,摔倒在地,被家人发现后送到医院就诊,经抢救无效死亡。

**工作任务:**

1. 做好病人的尸体护理。
2. 做好病人家属的安抚。

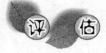

## 评估

1. 病人诊断、治疗、抢救过程、死亡原因及时间。
2. 尸体清洁程度、有无伤口、引流管等。
3. 死者家属对死亡的态度。

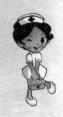

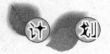

1. 护士准备　衣帽整洁、洗手、戴口罩、戴手套,熟悉尸体护理操作程序。

2. 用物准备　治疗盘内备衣裤 1 套、尸单 1 张、大单 1 张、血管钳 1 把、不脱脂棉球适量、剪刀 1 把、填写好的尸体识别卡 3 张、别针 3 枚、梳子 1 把、松节油适量、绷带适量。

另备:平车、脸盆、毛巾、屏风等;有伤口者准备敷料,必要时备隔离衣和手套。

3. 环境准备　请其他人员回避,用屏风遮挡,安静、肃穆。

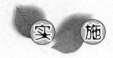

1. 准备　携用物至床旁,屏风遮挡,劝慰家属暂时离开病室,撤去一切治疗用物。

2. 安置体位　将床放平,使尸体仰卧,双臂放于身体两侧,头下垫枕,撤去被褥,脱去衣裤,留一大单遮盖尸体。

3. 整理遗容　洗脸,有义齿者代为装上,闭合眼睑及嘴。若眼睑不能闭合,可用毛巾湿敷或于上眼睑下垫少许棉花,使上眼睑下垂闭合。嘴不能闭合者,轻揉下颌或用四头绷带托起下颌,维持良好遗容。

4. 清洁全身　擦净全身,依次擦洗上肢、胸、腹、背、臀及下肢,并用松节油清除胶布痕迹,有伤口者更换敷料,有引流管者应拔出后缝合伤口或用蝶形胶布封闭并包扎。

5. 填塞孔道　用弯血管钳将不脱脂棉花塞入口、鼻、耳、肛门、阴道等孔道(保持身体整洁,无渗液)。穿上衣裤,梳理头发,将第一张尸体识别卡系于腕部,撤去大单。

6. 包裹尸体　将尸单斜放在平车上,移尸体于尸单上,先将尸单两端遮盖尸体的头和脚,再将尸单左右两边整齐包好,再用绷带将胸、腰、踝部固定,将第二张尸体识别卡别在尸体胸部的尸单上。

7. 尸体运送　移尸体于平车上,盖上大单送至太平间,置于停尸屉内,将第三张尸体识别卡挂在停尸屉外或交于太平间工作人员。

8. 终末消毒　按终末消毒原则处理床单位、用物及病室。

9. 整理病例　完成记录,填写死亡通知单,将死亡时间填写在当日体温单 40~42 ℃ 之间相应时间栏内,注销各种卡片,整理病例、归档,按出院手续办理结账。

10. 处理遗物　整理病人遗物交于家属。

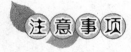

1. 尸体护理应在医生开出死亡证明、家属同意后立即进行,以防尸僵。

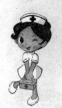

2. 病人死亡后若家属不在,应尽快通知家属来院探视遗体。

3. 进行尸体护理时,态度要严肃认真,尊重死者,维护尸体隐私权,不可暴露尸体,并安置于自然体位。

4. 传染病人尸体按隔离原则进行护理。

5. 清理病人遗物时,若家属不在,应由两人清点后,列出清单,交护士长保管。